U0918077

临床实用青光眼防治手册

主　编　姚宝群　韩　琪　颜　华

编　者　（按姓氏汉语拼音排序）

杜　鹃　韩　琪　毛春洁

孟祥达　闫一鸣　颜　华

杨文慧　姚宝群　由彩云

郑元培

科学出版社

北　京

内 容 简 介

《临床实用青光眼防治手册》将与青光眼有关的解剖知识、分类、临床表现、检查手段及治疗方法等内容以问题的形式列出，共50个问题，很有针对性。具体内容包括青光眼的危害及流行病学概况、眼压在青光眼诊治中的意义、房水循环途径、前房角结构及前房角镜检查方法、视盘形态学及视网膜神经纤维层检查、青光眼特征性视神经和视野损害、青光眼分类及基本概念、各种类型青光眼的临床表现及治疗方法等。并且对可预防的继发性青光眼及原发性闭角型青光眼的对侧眼预防性激光治疗的重要性进行了阐述。

本书携带方便，图文并茂，实用性很强，适于基层眼科医师在临床工作中查阅和参考，也可供实习医师、住院医师使用。

图书在版编目(CIP)数据

临床实用青光眼防治手册 / 姚宝群，韩琪，颜华主编. —北京：科学出版社，2018.1

ISBN 978-7-03-055643-1

Ⅰ. 临… Ⅱ. ①姚… ②韩… ③颜… Ⅲ. ①青光眼–防治–手册 Ⅳ. ①R775-62

中国版本图书馆CIP数据核字(2017)第289801号

责任编辑：王锞韫 胡治国 / 责任校对：郭瑞芝
责任印制：张欣秀 / 封面设计：陈 敬

科学出版社 出版
北京东黄城根北街16号
邮政编码：100717
http://www.sciencep.com

北京凌奇印刷有限责任公司 印刷

科学出版社发行 各地新华书店经销

*

2018年1月第 一 版 开本：787×960 1/32
2018年1月第 一 次印刷 印张：3 3/8
字数：49 000

POD定价： 29.80元
（如有印装质量问题，我社负责调换）

前　言

青光眼是一种致盲性眼病，其致盲率列不可逆致盲眼病首位。青光眼一旦致盲，将给患者带来巨大痛苦，还将给家属和社会带来沉重负担。但青光眼可防可治，关键在于早期发现、早期诊断、早期治疗，通过医疗手段干预，控制患者眼压、保护视神经、保存视功能，防止患者失明。而要实现这一目的，就需要患者、医务人员和全社会的共同努力才能取得成效。

青光眼是眼科学的一个重要组成部分，是眼科医生必须掌握的眼科学内容之一。近年来，随着青光眼诊断和治疗技术迅速发展，新的诊断手段和治疗方法不断应用于临床，青光眼的防治理念也在不断更新，《我国原发性青光眼诊断和治疗专家共识（2014 年）》进一步规范了原发性青光眼的诊断和治疗。为使广大群众特别是农村地区群众就近及时得到青光眼防治，我们结合多年临床实践工作经验，针对基层实际情况，撰写了这本《临床实用青光眼防治手册》。

本书采用手册的形式，携带方便、实用性强，将与青光眼有关的解剖知识、青光眼分类、临床表现、检查手段、治疗方法等内容以问答的形式列出，共 50 个问题，书中大部分图片配有二维码，可手机扫码查看彩色原片。适于基层眼科医师在临床工作中查阅和参考，也可供实习医师、住院医师使用。

尽管我们组织了具有丰富临床经验的医师和相关专业知识的技术人员共同编写了此书，但难免存在不足之处和问题，欢迎使用本书的各位同道、朋友批评指正。

特别感谢中国残疾人福利基金会和三星（中国）投资有限公司对本书出版发行给予的支持！

颜　华

2017 年 8 月

目　　录

第一章　概　　述

一、什么是青光眼?

正常情况下，眼球内是有一定压力的，我们称之为眼压（intraocular pressure，IOP）。当眼压间断或持续升高，超出眼底视神经所能承受的能力时，会造成视神经损害，出现视野缺损及视力下降，有些眼压正常但合并视神经、视网膜神经纤维层损害及青光眼性视野改变，最终导致视神经萎缩甚至失明，这一系列视功能损伤的病症称为青光眼。青光眼有的发病迅速，有的发病极其隐匿，危害性大，随时可以导致失明，因此青光眼的早期诊断、早期规范治疗尤为重要。

二、青光眼有什么危害?

青光眼是世界上第二大致盲性眼病，并且在不可逆致盲性眼病中排列首位，其危害远远大于白内障。青光眼的表现五花八门，呈现多样化，有的青光眼发病急骤，几小时或几天内视力迅速下降，有的青光眼发病极其隐匿，患者没有任何感觉，毫无症状，不知不觉中视野缺损、逐渐失明。因此人们又把青光眼称为“视力的小偷”“视野的窃贼”。

青光眼到底对我们眼睛造成哪些危害呢？其危害主要表现为患者视力下降、视野缺损，最终失明致盲。

1. 视力下降 一般发生在急性高眼压时，由于眼压突然升高，导致患者视力突发急剧下降。

2. 视野缺损 眼压慢性、间断或持续升高，使视神经纤维受到挤压和牵拉、机械压迫及视盘缺血，或者眼压虽在正常值范围，但合并视神经、视网膜神经纤维层损害及青光眼性视野改变，最终导致视神经萎缩，发生视野缺损。

3. 失明 无论是急性或慢性眼压升高，如果不及时发现并得到及时有效治疗，最终有可能导致失明。

青光眼属于双眼性眼病，可以双眼同时发病，或一眼先发病，继而发生双眼失明。因此一旦患上青光眼，就必须按双眼病变对待，未发病眼也必须积极治疗，不能盲目地认为哪只眼发病就治疗哪只眼。实际上未发病的正常眼已经是青光眼的某一阶段，需要同时治疗。

由于青光眼对视神经和视野的损害是不能

逆转的，一旦患上青光眼就意味着不可逆的眼部损害已经开始，并且已经萎缩的视神经不能再生，丢失的视野及视力不能恢复，因此青光眼是不可逆的致盲性眼病，并且有一定遗传倾向。

由此可见，青光眼对我们人类的视觉健康构成了严重威胁，大大降低人们的生活质量。因此全民青光眼健康教育、认识青光眼的发病特点、早期筛查、早期诊断、早期干预、规范有效的治疗手段以及病情进展监测应引起我国眼科界乃至整个社会的高度关注，这对于降低青光眼的视觉危害、降低青光眼致盲风险极为重要。

三、我国有多少青光眼患者?

Quigley 等依据资料推测，2010 年全球约有原发性青光眼患者 6050 万，约有 840 万患者因青光眼而导致失明，预计到 2020 年全球青光眼患者将增至 7960 万，将有 1120 万患者因青光眼最终可能发展为双眼失明。我国原发性青光眼患者增长幅度很大，且有年轻化趋势，40 岁以上人群为易致病群体。中国 40 岁以上人群青光眼患病率为 2.6%，致盲率 15%～30%，预计到 2020 年我国原发性青光眼患者将超过 2000 万。历史资料显示，我国青光眼患者中闭角型青光眼患者所占比例位列第一，随着闭角型青光眼防治技术的提高和推广应用以及我国眼病疾病谱的改变，闭角型青光眼的患病率逐年下降，开角型青光眼的患病率开始上升。开角型青光眼已经成为一种慢性、高患病率、高致残率的眼病，这将给患者家庭及社会造成沉重负担。资料显示未推行青光眼防治体系地区的青光眼总致盲率明显高于已推行青光眼防治体系的地区，因此早期筛查、早期诊断、早期干预是青光眼防治的重要工作。

第二章　青光眼的相关解剖知识

一、什么是眼压？

眼压即眼内压，它是眼球内容物作用于眼球壁及眼内容物之间相互作用的压力（图 2-1）。正常眼压应该是不引起青光眼性视神经损伤和视功能损害的压力。正常人的眼压稳定在一定范围内，以维持眼球的正常形态，同时保证了屈光间质发挥最大的光学性能。Leydhechker 等通过大样本人群分析，制定建立了眼压的正常值范围为 11～21mmHg（1.47～2.79kPa）。

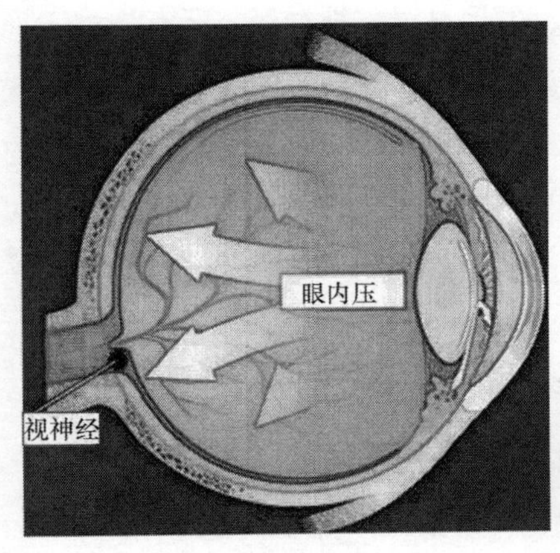

图 2-1　眼压示意图

眼压示意图

许多正常人的眼压在早晨最高，而在晚上或深夜时降至最低。但是也有些人的眼压高峰是分布在下午或晚上。因此眼压和身体其他生理指标，如体温、心跳、血压等一样有浮动现象，一般昼夜波动幅度范围为 3～6mmHg（0.4～0.8 kPa）。另外双眼眼压也存在差异，一般双眼眼压差值应小于 4～5mmHg（0.53～0.67kPa）。

虽然眼压是诊断青光眼的重要依据，但却不是唯一依据，不能机械的以眼压高低判定是否青光眼。临床上有一种青光眼直至失明，眼压还在正常值范围内，称为正常眼压性青光眼，这是因为其本身基础眼压就低，即使在统计学正常眼压波动范围内，也足够损害视神经。还有一种表现为高眼压，但却没有青光眼的任何临床表现及视神经损害，我们称之为高眼压症，这类人只有约10%发展为青光眼。

影响眼压的因素很多，除了常见的各种青光眼之外，还有如下因素也会影响眼压。

1. 遗传 为多因素遗传，对于青光眼家族史者，要留意眼压和视神经变化。

2. 年龄 儿童眼压多低于其他年龄组。

3. 性别 女性绝经后眼压多较同龄男性高。

4. 种族　非洲和亚洲人种眼压较欧美人种高。

5. 屈光状态　有报道眼压与眼轴和近视度数呈正相关。

6. 体位　卧位比坐位眼压高，可能与上巩膜静脉压升高有关。

7. 运动　长期锻炼可降低眼压。

8. 全身因素　如高血压、糖尿病、肥胖、高热等均与眼压升高有关。

9. 药物　如麻醉镇静药、血管扩张类药物、咖啡因、激素等均可影响眼压，特别提示糖皮质激素长期应用者，一定要定期检查眼压和视神经变化。

因此，虽然眼压对青光眼的诊断是不可缺少的重要依据，但对于生活中出现高于正常范围的眼压不能笼统定义为病理值，我们需要综合分析和判断。

二、什么是前房和前房角？

前房（anterior chamber）是由角膜、虹膜、瞳孔区晶状体、睫状体前部共同围成的腔隙。前房内充满房水，容积约 0.25ml，前房在瞳孔区最深，正常成年人约 3.0mm，周边部变浅。前房的深度随着年龄、屈光状态等改变。年轻人、近视者前房较深，老年人、远视者前房较浅。

前房角（angle of anterior chamber）前外侧壁为角巩膜缘，后内侧壁为虹膜根部和晶状体前端，两壁在睫状体前端相遇，组成前房角，是房水排出的主要通道，对维持正常眼压起着非常重要的作用。当前房角解剖结构或者房水排出功能异常时，房水排出受阻，眼压升高，导致青光眼发生。

前房角内有以下结构（图 2-2）。

1. Schwalbe 线 即角膜后弹力层止端与其附近的角膜基质纤维围成的一条环形隆起线，是前房角前壁的前缘，小梁网的前端附着点。

2. 巩膜突 是巩膜向前房突出的窄嵴，小梁网附着于巩膜突前面，睫状肌的纵行纤维附着于巩膜突的后面。

3. 小梁网 位于 Schwalbe 线与巩膜突之间的巩膜内沟内，其内侧与房水接触，外侧的后 2/3 与 Schlemm 管相邻。小梁网系多层束状或板片状的扁平、交叉网孔样结构，每一小梁束由胶原纤维核心和其外被的内皮细胞组成。小梁网具有筛网作用，使房水中的一些微粒物质和细胞不易进入 Schlemm 管。

4. Schlemm 管　是围绕前房角一周的房水输出管道，由若干小腔隙相互吻合而成，内壁仅由一层内皮细胞与小梁网相隔，外壁有 25～35 条集液管与巩膜内静脉（房水静脉）沟通。

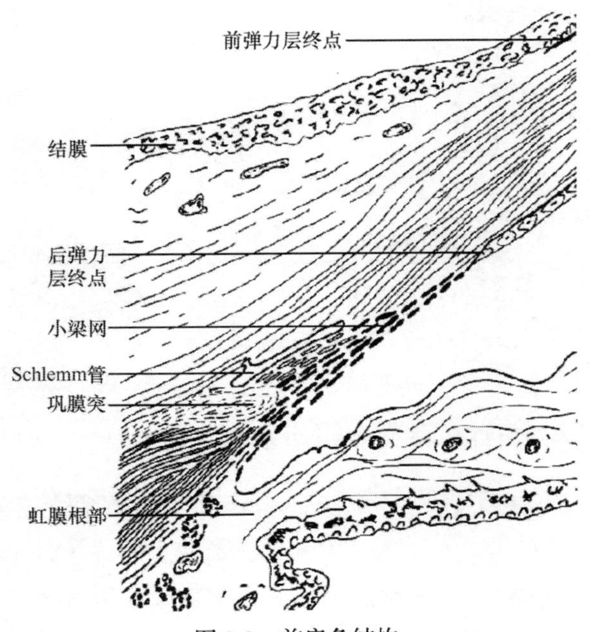

图 2-2　前房角结构

三、眼内房水是如何循环流动的?

如图 2-3 所示，房水由睫状体的睫状突上皮细胞Ⓐ产生，通过扩散及分泌进入后房，通过瞳孔Ⓑ到达前房，再由前房角经小梁网Ⓒ进入Schlemm管，然后通过集液管和房水静脉最后进入巩膜表面的睫状前静脉Ⓓ，回流到血液循环，另有少部分房水从前房角的睫状体带Ⓔ经葡萄膜巩膜途径引流（占10%～20%）或通过虹膜表面隐窝吸收（微量）。

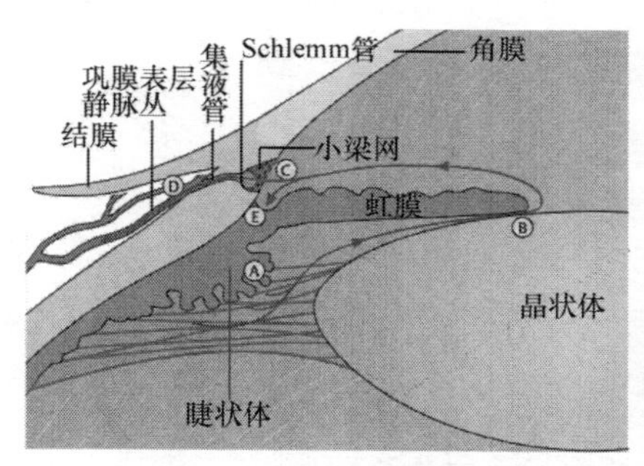

图2-3　房水循环示意图

房水循环示意图

四、为什么会引起眼压升高?

任何原因只要引起眼内容增多（如房水分泌增加、房水排出减少和眼球内肿物）或者眼球外压力增加（如眼眶肿物等），都可能使眼压升高。

房水循环的动态平衡对眼压的稳定性非常重要，房水循环的任何一个环节发生障碍，都会影响到房水生成与排出之间的平衡，表现为眼压的高低变化。青光眼中眼压升高的病理过程主要有三个方面：睫状突生成房水的速率增加、房水通过小梁网路径流出的阻力增加，以及表层巩膜的静脉压增加。绝大部分青光眼是因房水外流阻力增加所致。

五、什么是视盘？

视盘（optic disc）是在黄斑鼻侧约 3mm 处有一约 1.5mm×1.75mm 境界清楚、橙红色的圆形盘状结构，称为视盘，又称为视乳头。它是由无髓神经纤维轴突在眼球后聚集形成，然后呈束状穿过巩膜筛板形成视神经，是视神经穿出眼球的部位。视盘上有视网膜中央动脉、视网膜中央静脉通过，并分支分布于视网膜上。该部位缺乏感光细胞，因此在视野上表现为生理盲点。但正常时由于用两眼看物，一只眼视野中的盲点可被对侧眼的视野所补偿，因此人们并不会感觉到自己的视野中有盲点存在。

视乳头在解剖上分为四部分：表层、筛板前区、筛板区和筛板后区。每部分的组成包括视网膜神经节细胞轴突、神经胶质细胞、细胞外基质、纤维结缔组织支架及毛细血管等（图 2-4）。

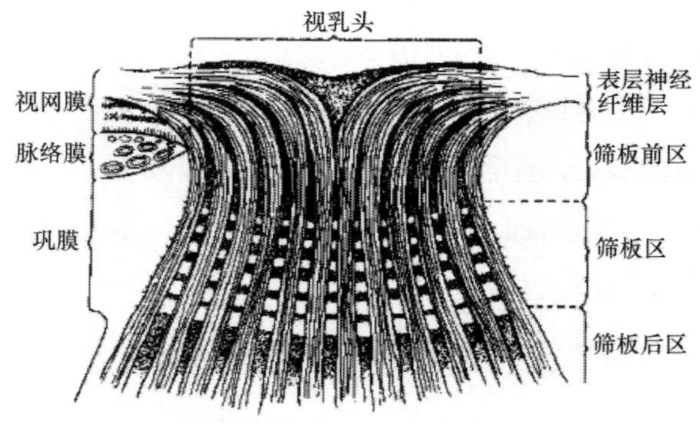

图 2-4　视乳头解剖结构示意图

六、杯盘比是什么?

视盘中央的小凹陷称为视杯（optic cup）。视乳头表面通常与其周围视网膜表面居于同一平面或略突出，视网膜神经纤维穿过巩膜环和筛板，神经组织在大多数眼没有完全填满巩膜管后孔，使视神经乳头表面形成生理性凹陷（视杯）。视杯之外的视盘区域称为盘沿。视杯与视盘的垂直直径的比例称为杯盘比（C/D），约 85%正常眼 C/D＜0.4，两眼的 C/D 差值也不超过 0.2（图 2-5）。

虽然 C/D 对诊断青光眼非常重要，但是人群中生理性大视杯的比率为 5%～10%，约 50%的患者可以有家族性的生理性大视杯倾向。通常双眼对称，盘沿宽窄符合 ISNT 规律[正常视盘的盘沿跨度一般遵循 ISNT 规律，即下方（inferior）最宽，上方（superior）、鼻侧（nasal）次之、颞侧（temporal）最窄]。

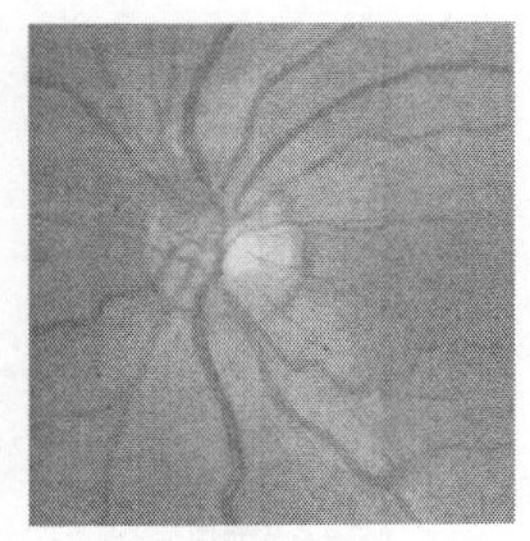

图 2-5　正常视盘

正常视盘

当病理性高眼压作用于筛板，压迫视神经纤维，便形成青光眼性杯凹，伴筛板板片结构的压缩和融合，尤其是在视盘的颞侧上、下极更为明显，因为此处的神经纤维最密集，是青光眼的易损部位。最终表现为 C/D 扩大及盘沿变窄（图 2-6）。

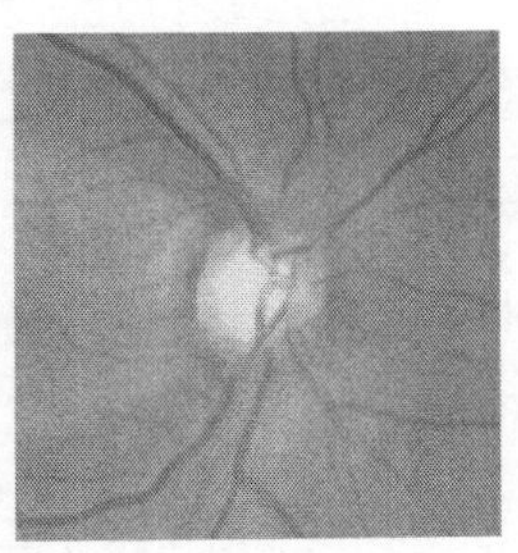

图 2-6　青光眼视盘，C/D 扩大

青光眼视盘

七、什么是视野？

视野（visual field）是当眼向前固视一点时，黄斑区中心凹以外视网膜感光细胞所能见到的范围，又称为周边视力。正常视野（图 2-7）有两个含义。

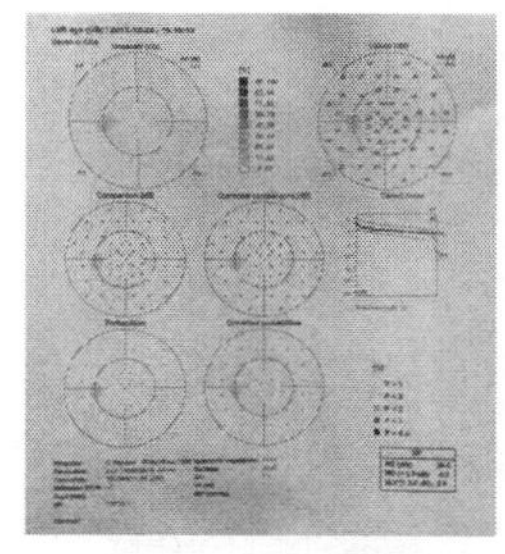

图 2-7　正常视野

正常视野

1. 周边视力达到一定的范围。

2. 视野范围内各部分光敏感度正常，与视盘及大血管对应为生理盲点。

因而，当视网膜感光细胞受损或者神经传导通路受损均可引起视野的改变（图 2-8）。目前视野检查多通过视野计来检测。

八、青光眼为什么会引起视神经损伤和视野损害？

各种类型的青光眼都具有共同的视网膜视神经损害这一病理结局。青光眼视神经损害临床

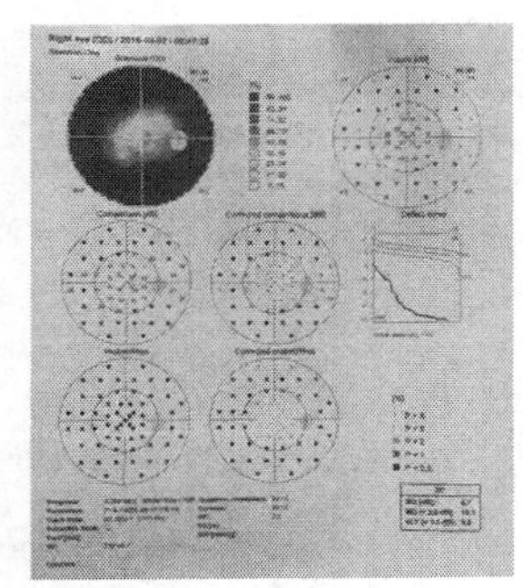

图 2-8　管状视野

管状视野

上表现为特征性的视神经萎缩，是神经节细胞轴突变性的直接表现。视网膜神经节细胞的轴突被星形胶质细胞分隔成束状，以水平线为界，呈弓形排列，分别从上、下方汇集入视盘。

造成青光眼视神经损害的主要因素是病理性高眼压。眼压作用于筛板，直接压迫视神经纤维，阻碍了视网膜神经节细胞轴浆流转运代谢和脑源性神经营养因子的获取；而视网膜、视神经血管调节障碍使视神经对眼压的耐受力降低，因而造成了视神经的特征性损害（图 2-9）。

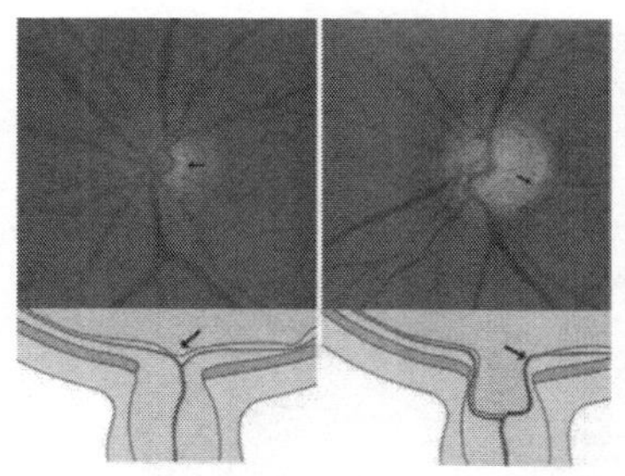

图 2-9 病理性高眼压导致视神经损伤示意图

病理性高眼压导致视神经损伤示意图

青光眼视野损害的形态与神经轴突的排列相对应，因而青光眼会引起视野损害。目前临床应用的各种视野检查尚不够敏感，需待视神经纤维受损达到一定程度后方能检测出。

第三章　青光眼总论

一、青光眼包括哪些类型？

根据目前临床上常用的分类方法，我们通常将青光眼分为原发性、继发性、发育性和混合性四大类。其中原发性青光眼是主要的青光眼类型，在我国约占 86.7%，又分为闭角型青光眼和开角型青光眼两个基本类型。

二、什么是原发性闭角型青光眼？

原发性闭角型青光眼（primary angle-closure glaucoma，PACG）是因原先即存在的解剖结构异常，造成眼内排水通道（前房角）机械性阻塞，导致眼内房水流出受阻，引起眼压升高的一类青光眼。目前我国该病患病率约为 1.79%，40 岁以上人群中约为 2.5%，是我国最常见的青光眼类型。依据其临床表现不同，原发性闭角型青光眼又分为急性闭角型青光眼和慢性闭角型青光眼。

三、什么是原发性开角型青光眼？

原发性开角型青光眼（primary open-angle glaucoma，POAG），又称慢性开角型青光眼、慢性单纯性青光眼等。这一类青光眼具有以下特征。

1. 两眼中至少一只眼的眼压持续 > 21mmHg。

2. 前房角是开放的，具有正常外观。

3. 眼底存在青光眼特征性视网膜视神经损害和（或）视野损害。

4. 没有与眼压升高相关的病因性眼部或全身其他异常。

这类青光眼的病程进展较为缓慢，而且多数没有明显症状，因此不易早期发现，具有更大的威胁性。

四、什么是继发性青光眼？

继发性青光眼是以眼压升高为特征的眼部综合征，其病理生理是某些眼部或全身疾病，或某些药物的不合理应用，干扰了正常的房水循环，或阻碍了房水外流，或增加了房水生成。其常见的原发病变主要有白内障（膨胀期或过熟期）、晶状体脱位、炎症、外伤、出血、血管疾病、糖皮质激素性相关综合征、眼部手术以及眼内肿瘤等。

五、什么是发育性青光眼？

发育性青光眼是胚胎时期和发育期内眼内

房角组织发育异常所引起的一类青光眼，多数在出生时异常已存在，但可以到少年儿童时期，甚至青年时期才发病而表现出症状和体征。曾有先天性青光眼之称，分为婴幼儿青光眼、青少年型青光眼和伴有其他先天异常的青光眼三类。发育性青光眼的患病率在出生活婴中约为 1/10 000，婴幼儿型青光眼的患病率约为 1/30 000，双眼累及者约为 75%，男性较多，约为 65%。

六、青光眼如果不治疗，从出现视野损害到完全失明需要多长时间？

一个青光眼患者，如果不予以治疗，从出现视野损害到完全失明的自然过程，依眼压水平不同而时间不同：眼压在 21～25mmHg 者，约为 14.4 年；25～30mmHg 者，约为 6.5 年；30mmHg 以上者，约为 2.9 年。

第四章　青光眼的临床表现

一、原发性闭角型青光眼好发于哪些人？

原发性闭角型青光眼多见于40～50岁以上的中、老年人，女性多见。患眼一般具有眼轴短、角膜小、前房浅、前房角窄、晶状体厚等解剖特征。患眼常为远视眼。具有一定的遗传倾向。情绪激动，暗室停留时间过长，局部或全身应用抗胆碱药物，均可使瞳孔散大，周边虹膜松弛，从而诱发本病。长时间阅读、疲劳和疼痛也是本病的常见诱因。

二、原发性闭角型青光眼分为哪两类？

依据临床表现不同，原发性闭角型青光眼分为急性闭角型青光眼和慢性闭角型青光眼。依据病情进展的不同阶段，急性闭角型青光眼分为临床前期、先兆期、急性发作期、间歇缓解期、慢性进展期。慢性闭角型青光眼分为早期、进展期、晚期。完全失明的患眼为绝对期。

三、急性闭角型青光眼发作时具有哪些表现？

1. 眼压急剧升高，眼压常在50mmHg以上。

2. 表现为剧烈头痛、眼痛，伴有恶心、呕吐等症状。临床上应注意与胃肠道疾病、颅脑疾患或偏头痛鉴别。

3. 视力急剧下降，常降到指数或手动。

4. 患者可有虹视的主诉。虹视的出现主要是由于水肿的角膜上皮及其上皮细胞间出现大量的小水泡，这些小水泡由于重力作用呈水滴状，类似三棱镜，使通过的光线产生折射现象，从而出现虹视。

5. 体征有眼睑水肿，球结膜混合充血，角膜水肿，角膜后色素沉着；前房浅，前房角关闭，虹膜脱色素；房水可有混浊，甚至出现絮状渗出物；瞳孔中度散大，对光反射消失，常呈竖椭圆形，有时可见局限性瞳孔后粘连；如可见眼底，可发现视网膜中央动脉搏动，视乳头水肿或出血，但在急性发作期因角膜水肿，眼底多看不清。

四、急性闭角型青光眼有哪些表现时可能是小发作？

先兆期小发作持续时间很短，临床医师不易遇到，大多依靠一过性发作的典型病史、特征性浅前房、窄房角等表现做出诊断。

先兆期小发作有时会误诊为偏头痛。表现为阵发性视物模糊、虹视、患侧头痛、眼眶痛、鼻根酸胀等症状。眼压升高，眼部可有轻度充血或不充血，角膜轻度雾状水肿，瞳孔可稍扩大，对光反射迟钝，前房角部分关闭。休息后可缓解，除浅前房外多无永久性损害，可反复多次发作。

五、慢性闭角型青光眼有哪些表现?

1. 发病年龄较急性闭角型青光眼者为早。

2. 前房角粘连和眼压升高逐渐进展,没有眼压急剧升高的相应症状。

3. 眼前段组织除周边前房浅外无明显异常，不易引起患者警觉。

4. 视盘在高眼压的持续作用下渐渐萎缩、形成凹陷，视野也随之发生进行性损害。

5. 本病症状隐匿，少数患者可有轻度眼胀、雾视、头痛。多数患者可无任何自觉症状，往往只是在做常规眼科检查时，或于病程晚期患者感觉到有视野缺损时才被发现。

六、原发性开角型青光眼好发于哪些人?

原发性开角型青光眼病因尚不完全明了，可能与遗传有关。主要危险因素包括高眼压人群、老年人、有原发性开角型青光眼家族史、中央角膜厚度较薄、高度近视眼、糖尿病、甲状腺功能低下、心血管疾病和视网膜静脉阻塞等。

七、原发性开角型青光眼有哪些表现?

1. 发病时间和程度　原发性开角型青光眼通常双眼患病，但发病时间和程度不一。

2. 症状　发病隐匿，进展缓慢，不易察觉。多数患者可无任何自觉症状，常常直到晚期，视功能遭受严重损害时才发觉。

3. 眼压　眼压升高，眼压波动幅度大。

4. 眼前节　前房角为开角。大多数患者为宽角，但部分患者为窄角。眼前节多无明显异常。

5. 眼底　出现青光眼性视神经损伤，包括盘沿局限性变窄或缺失，特别是在上、下方盘沿；视盘凹陷进行性扩大；视盘或盘沿浅层出血；双眼视盘凹陷不对称，C/D 差值＞0.2；视网膜神经纤维层缺损；出现青光眼性视野缺损。

八、继发性青光眼主要继发于哪些疾病?

继发性青光眼是继发于某些眼部疾患或者全身疾患的青光眼，这些眼部疾患或者全身疾患影响或破坏了正常的房水循环，使房水排出受阻，或增加了房水生成，引起眼压升高，继发了青光眼。

常见继发青光眼的因素包括新生血管性青

光眼、晶状体源性青光眼、炎症性青光眼、外伤继发青光眼、糖皮质激素性青光眼等。

（一）新生血管性青光眼

某些眼部疾患，尤其是视网膜血管性疾患，如视网膜中央静脉阻塞、增生性糖尿病视网膜病变、眼缺血综合征等，引起眼部缺血、缺氧，眼内血管内皮生长因子（vascular endothelial growth factor，VEGF）表达量升高，新生血管生成。这些新生血管可遍布整个眼球，自视网膜向前发展至房角、虹膜，当新生血管延及前房角，分布于小梁网，阻碍小梁网的房水流出，继发开角型青光眼。后期，新生血管膜收缩，导致前房角粘连关闭，继发闭角型青光眼（图 4-1）。

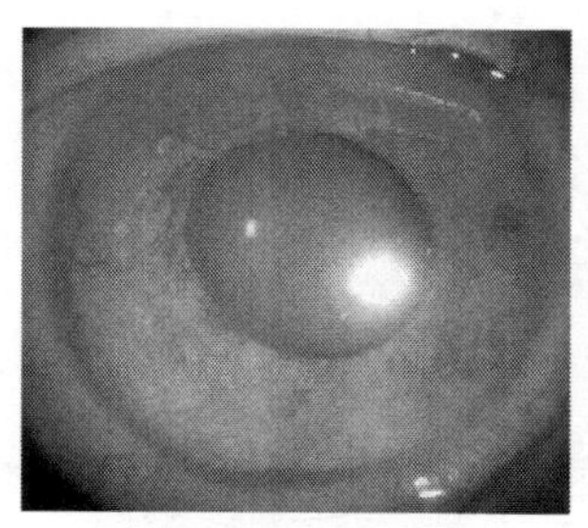

图 4-1　新生血管性青光眼

可见虹膜表面大量新生血管，下方前房可见积血液平

新生血管性青光眼

（二）晶状体源性青光眼

1. 膨胀期白内障导致青光眼　老年性白内障膨胀期，晶状体皮质膨胀，推挤虹膜前移，可导致前房变浅、房角关闭，阻碍房水流出，引起眼压升高，继发青光眼。这种青光眼为闭角型青光眼。

2. 晶状体溶解性青光眼　过熟期的白内障，晶状体囊膜渗透性增加，晶状体皮质液化，可透过囊膜漏出至前房，阻塞前房角，阻碍房水流出，引起眼压升高，继发青光眼。这种青光眼称为晶状体溶解性青光眼，是一种开角型青光眼。

3. 晶状体过敏性青光眼　晶状体由于外伤、手术或过熟期白内障等导致晶状体皮质漏出，机体对晶状体蛋白产生变态反应所继发的青光眼。这种继发性青光眼发生机制较为复杂：漏出的晶状体蛋白阻塞前房角，导致眼压升高；变态反应产生葡萄膜炎，累及小梁网，导致小梁网水肿，影响房水流出，导致眼压升高等。

4. 晶状体脱位继发青光眼（主要是闭角型青光眼）　如 Marfan 综合征的患者，由于先天发育性原因，悬韧带发育不良，易罹患晶状体脱位或半脱位，晶状体位置前移，推挤虹膜前移，导致前房变浅、房角关闭，继发闭角型青光眼。又如Marchesani综合征患者，晶状体发育异常，呈球形晶状体，可致瞳孔阻滞，继发青光眼。另外，Marchesani综合征患者也易发生晶状体脱位，继发青光眼（图 4-2）。

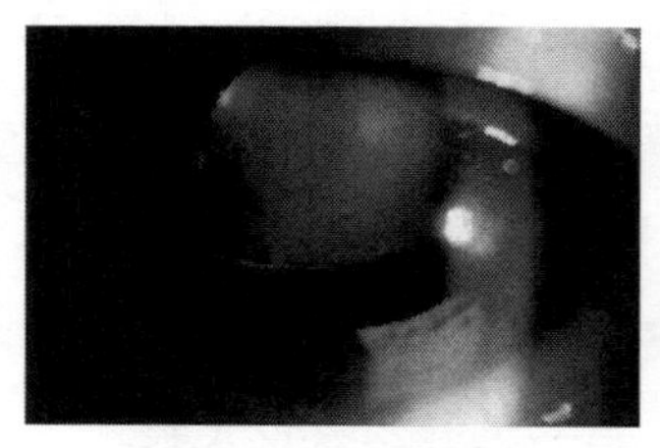

图 4-2　晶状体脱位

可见下方悬韧带断裂，晶状体向上方移位

晶状体脱位

（三）炎症性青光眼

急性虹膜睫状体炎时，前房炎性渗出物增多，包括炎症细胞、蛋白、纤维素以及组织细胞碎片等阻塞前房角，或炎性介质和毒性物质损伤小梁网，导致房水流出受阻，眼压升高，可继发青光眼。慢性炎症时，周边虹膜前粘连或虹膜后粘连引起瞳孔阻滞，以及炎症导致前房角粘连均可通过影响房水流出而继发青光眼。而在虹膜睫状体炎的治疗过程中，长时间应用糖皮质激素也可能成为眼压升高的一个因素。

（四）外伤继发青光眼

眼钝挫伤继发青光眼的类型很多。

1. 眼钝挫伤引起外伤性虹膜睫状体炎，继发青光眼（机制见炎症性青光眼）。

2. 眼钝挫伤引起眼内出血，前房中的血细胞阻塞小梁网，继发青光眼；当前房积血量较大时，血液较难吸收，如在瞳孔区形成机化血膜，引起瞳孔阻滞，继发青光眼；眼内出血，尤其是玻璃体积血，如长期未能吸收，红细胞变性形成血影细胞，通过破损的玻璃体前界膜，进入前房，阻塞小梁网，阻碍房水外流，引起血影细胞性青光眼；眼内出血致含有血红蛋白的巨噬细胞、红细胞碎片阻塞小梁网，小梁细胞发生暂时的功能障碍，房水流出受阻，继发溶血性青光眼；小梁细胞长期吞噬红细胞释放的血红蛋白，血红蛋白中的铁离子造成小梁网铁锈症，功能障碍，引起血黄素性青光眼。

3. 眼钝挫伤引起房角后退，小梁网损伤、水肿，功能障碍。小梁组织损伤后修复，瘢痕形成，导致房水流出受阻，继发青光眼（图 4-3）。

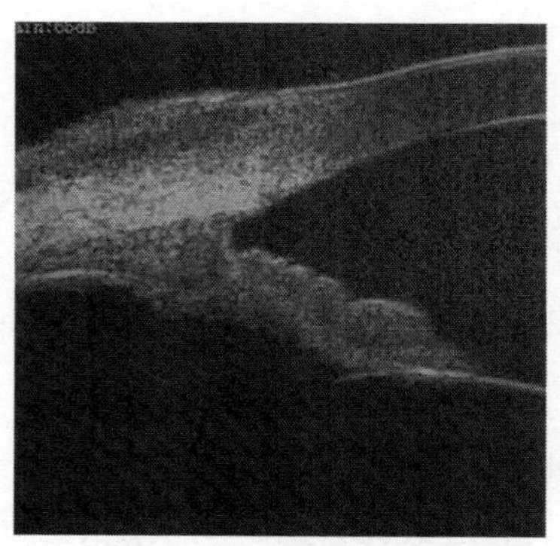

图 4-3 眼钝挫伤引起房角后退

4. 眼钝挫伤引起晶状体脱位，可继发青光眼（机制见晶状体源性青光眼）。

（五）糖皮质激素性青光眼

糖皮质激素性青光眼是指长期局部或全身应用糖皮质激素而引发的青光眼，其发病机制与房水排出阻力增加有关，属开角型青光眼。糖皮质激素性青光眼发生的时间及严重程度与所使用药物的种类、剂量、给药途径、使用时间长短以及个体易感性的差异有关。地塞米松、曲安奈德、泼尼松龙等糖皮质激素制剂较易引起糖皮质激素性青光眼，而使用氯替泼诺继发青光眼的病例则相对较少。多数患者可在停药后眼压即恢复正常，也有少数患者在停药后眼压持续升高。

九、白内障不及时手术治疗会引起青光眼吗?

白内障在发展过程中分为四个时期，即初发期、膨胀期、成熟期和过熟期。膨胀期的白内障，晶状体皮质吸水肿胀，晶状体体积增大，可形成瞳孔阻滞，或向前推挤虹膜，致前房变浅，诱发青光眼急性发作。成熟期的白内障如不及时手术，会发展进入过熟期。处于过熟期的白内障，晶状体囊膜渗透性增加，晶状体皮质液化呈乳白色颗粒，自囊膜溢出至前房，可继发晶状体溶解性青光眼及晶状体过敏性青光眼。继发青光眼后再行白内障手术，将对术后视力恢复造成不可逆的影响，因此白内障患者应及时手术治疗。

十、新生血管性青光眼主要由哪些眼部疾病引起?

新生血管性青光眼可由多种眼部疾患引起，主要见于视网膜中央静脉阻塞（图 4-4）、增生性糖尿病视网膜病变（图 4-5）、眼缺血综合征、

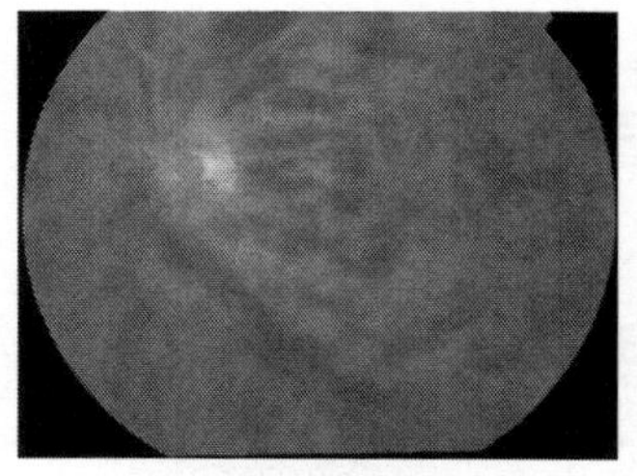

图 4-4　视网膜中央静脉阻塞

视网膜中央静脉阻塞

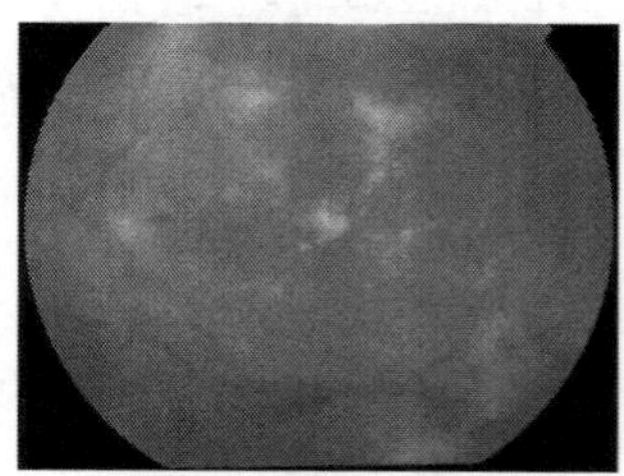

图 4-5　增生性糖尿病视网膜病变

增生性糖尿病视网膜病变

视网膜中央动脉阻塞、眼内肿瘤、视网膜脱离及其术后。新生血管可遍布整个眼球，自视网膜向前发展至房角、虹膜，当新生血管延及前房角，分布于小梁网，阻碍小梁网的房水流出，继发开角型青光眼。后期，新生血管膜收缩，导致前房角粘连关闭，继发闭角型青光眼。表现为眼压升高、视力显著降低。属于难治性青光眼，预后不良。可进行全视网膜激光光凝术，抗 VEGF 药物玻璃体腔/前房注射，降眼压药物治疗，手术首选青光眼引流装置置入术，对绝对期患者采用睫状体破坏性手术、球后酒精注射、眼球摘除术等。因此对新生血管性青光眼应以预防为主，积极治疗原发眼病，定期检查眼底和前房角，如发现新生血管，应及时行眼底激光治疗。

十一、局部或全身应用糖皮质激素会引起青光眼吗?

局部或全身长期应用糖皮质激素会引起青光眼。糖皮质激素性青光眼发生的时间及严重程度与所使用药物的种类、剂量、给药途径、使用时间长短以及个体易感性的差异有关。地塞米松、曲安奈德、泼尼松龙等糖皮质激素制剂较易引起糖皮质激素性青光眼，而使用氯替泼诺继发青光眼的病例则相对较少。给药途径包括局部点眼、球后注射、球旁注射、结膜下注射、玻璃体腔注射等。原发性开角型青光眼、高度近视、糖尿病、结缔组织病为易感人群。由于小梁细胞功能和细胞外基质改变，房水外流阻力增加，眼压升高。多数易感者在局部滴眼后 2～6 周出现眼压升高，多见于春季角结膜炎、近视眼手术后及玻璃体腔注射曲安奈德治疗黄斑水肿等。该病应以预防为主，选择较少可能引起眼压升高的药物，加强随访、告知患者。如果出现眼压升高，立即停药，同时应用降眼压药物，必要时行滤过性手术。多数患者可在停药后眼压即恢复正常，也有少数患者在停药后眼压持续升高。

十二、婴幼儿型青光眼患儿有哪些表现？

婴幼儿型青光眼常在出生时或 2～3 岁前发病，主要表现为畏光、流泪、眼睑痉挛；眼球增大，尤以角膜和角巩膜缘处为著，表现为“水眼”或“牛眼”；角膜上皮雾状水肿；角膜的不断增大可导致后弹力层破裂，形成 Haab 纹；视乳头杯盘比扩大；眼压升高。

十三、青少年型青光眼的表现是什么？

青少年型青光眼通常在 3 岁以后发病，临床症状类似原发性开角型青光眼，一般无症状，视力逐渐下降，至视功能明显损害时就诊，也有部分患者因失用性斜视就诊。无眼球增大，由于巩膜仍有弹性，患者可表现为进行性近视度数加深。眼压升高发展到一定程度可出现虹视、雾视、眼胀、眼红、头痛、恶心呕吐、视力下降等急性发作表现。视野缩窄，最终视力完全丧失。

第五章　青光眼的检查

一、青光眼患者应定期做哪些检查？

青光眼是眼科常见病之一，其病情呈进展性、不可逆性视神经损伤，临床致盲率极高而不容忽视。

（一）视力检查

一般 1～2 个月测量一次视力，对于视力不佳的青光眼患者需验光检查最佳矫正视力。当患者合并其他眼病如白内障、葡萄膜炎、黄斑病变等应判断视力损害与青光眼的关系，不致延误治疗。

（二）眼压测量

目前青光眼最重要的治疗措施之一就是使眼压控制在目标眼压范围内，因此测量眼压尤其重要。对于病情进展、眼压控制不理想者，需定期测量 24 小时眼压，并密切观察视功能变化，如果视功能呈进行性损害，需考虑激光或手术干预。

（三）视野检查

视野检查是了解视功能的重要手段。通常眼

压控制良好时，每 6～12 个月检查一次视野。如果视盘没有明显损害，眼压又控制良好的早期病例，1 年复查一次视野；对已有视盘损害，眼压控制良好的病例，每 4～6 个月复查一次视野；眼压控制不良者，应每 2～3 个月复查一次视野。

（四）眼底视盘检查

观察青光眼患者视盘凹陷有无扩大、出血，视网膜神经纤维层缺损有无发展是判断青光眼进展的重要标志。观察眼底视盘的方法很多，如直接检眼镜检查、眼底照相、海德堡视网膜断层扫描（Heideberg retina tomograph，HRT）、GDx 或光学相干断层扫描（optical coherence tomography，OCT）检查。其中眼底照相及 OCT 视盘扫描可以立体评价视杯大小、深浅、盘沿宽窄、有无切迹等改变及视网膜神经纤维层有无缺损，可根据眼压控制的情况每 6～12 个月进行复查。

（五）裂隙灯检查

裂隙灯检查作为眼科常规检查中必不可少的项目，对于初诊及已确诊为青光眼，长期应用药物或激光、手术后的患者，均应定期检查。主要观察眼表有无损害、前房深度、虹膜改变、瞳孔大小及晶状体混浊度等情况。

（六）前房角检查

目前常用的前房角检查方法包括前房角镜、超声生物显微镜(ultrasound biomicrosope，UBM）及前节 OCT。了解前房角的正常结构和异常表现，对于青光眼的病因与发病机制、诊断与分类、青光眼的药物、激光和手术治疗选择、预后评价都十分重要。可根据临床需要进行复查。UBM 及前节 OCT 的优势在于定量测量，不受角膜等屈光介质混浊的影响，可观察睫状体的位置等情况。而前房角镜的优势在于可观察前房角结构的颜色和细节，简单经济，目前仍是评价前房角的金标准。中华医学会眼科学分会推荐采用 Scheie 的前房角分级法，静态下将前房角分为宽、窄两型，窄角又分为 4 级；在动态下则判断前房角有无粘连性关闭。此外还能观察前房角的色素分布、有无新生血管、Schlemm 管扩张等。

（七）血压及血液黏稠度等全身检查

一般认为，血压太低可使眼动脉供血不足而造成视功能受损。有学者曾对原发性青光眼患者眼压、血压、C/D 与青光眼进展关系与否做过研究，概括了不同收缩压、C/D 下，青光眼患者所能耐受的平均眼压标准。如果收缩期血压相当于眼压的 6.5～7 倍，舒张期血压等于眼压的 3.5～4 倍，两者大致上是适应的；若血压偏低，血压与眼压差距缩小，视野恶化的可能性增大。另外有研究表明，原发性开角型青光眼患者的血液黏稠度比正常人升高，且与视功能损害相关。因此对有血液黏稠度升高的患者，还可给予降低血液黏稠度的药物治疗，定期复查及时调整用药，以保护患者视功能。

二、如何测量眼压?

眼压是指眼球内容物作用于眼球壁的压力。正常人的眼压稳定在一定范围内，以维持眼球正常形态，使眼内介质保持良好的屈光状态。正常眼压的参考范围是 11～21mmHg，它代表 95%正常人群的生理性眼压范围。眼压测量方法有指测法和眼压计测量法。

（一）指测法

适用于没有眼压计时或角膜病变严重不能应用眼压计测量时，比较粗略。测量时瞩患者双眼向下看，检查者两手食指指尖放在上睑的皮肤表面，两食指交替轻压眼球，体会波动感来估计眼压。

（二）眼压计测量法

目前常用的眼压计测量方法分为非接触式与接触式眼压测量。

1. 非接触式眼压计（图 5-1） 患者取坐位，下巴置于颌托上，前额紧靠头架，双眼同时注视前方，睁大眼睛注视仪器内指示点，测量时有轻微气流喷出，连续 3 次取平均值，测量结束后读取眼压数值。

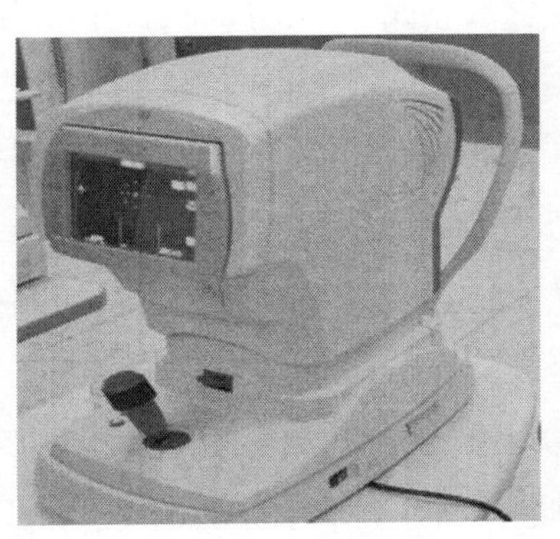

图 5-1　非接触眼压计

优点：

（1）适用于成人及儿童。

（2）检查进行中气流冲击时，被检者略感不适，但无疼痛。

（3）测量操作迅速，每次测定可以在 3 秒内完成，在正常范围内检查结果比较准确。

（4）操作简单，容易掌握，方便使用。非医务人员经过培训后也可进行操作。

（5）避免了眼压计接触角膜导致的交叉感染。

缺点：

（1）眼压的准确性问题。高眼压时其测量值可能出现偏差，需使用 Goldmann 眼压计测量。

（2）仪器只能用于坐位测量，不能用于卧位患者。

（3）其为桌式仪器，不便于携带，且远比一般眼压计价格昂贵。

（4）本仪器难以校正及标准化，眼科医师不能自行校正以排除误差。

2. 接触式眼压测量 包括压平式眼压计和压陷式眼压计，均需要表面麻醉，其中压平式 Goldmann 眼压计是测量眼压的金标准。

（1）压平式眼压计（Goldmann 眼压计）：被检眼表面麻醉后，结膜囊加少许 0.5%荧光素钠滴眼液染色，嘱被检者坐于裂隙灯前，将下巴固定于裂隙灯颌托上，双眼向前平视，固视目标。将 Goldmann 眼压计装于裂隙灯上（图 5-2），使检查者观察方向通过测压头中轴，照明光束与观察方向呈 60°夹角。此时，检查者将测压头平面正对角膜中央，慢慢推动裂隙灯，使测压头平面在角膜中部与角膜接触，并观察荧光素环。通

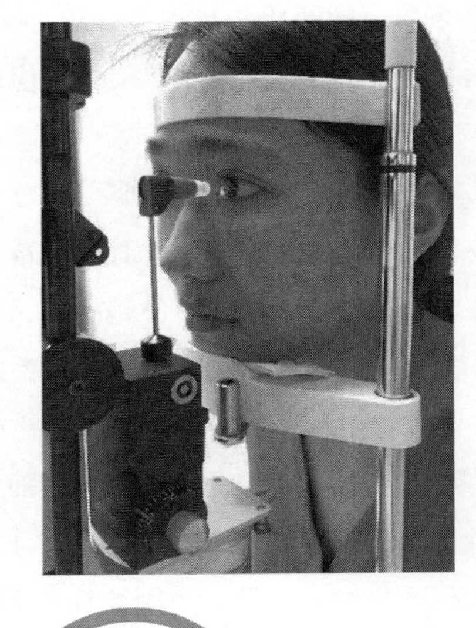

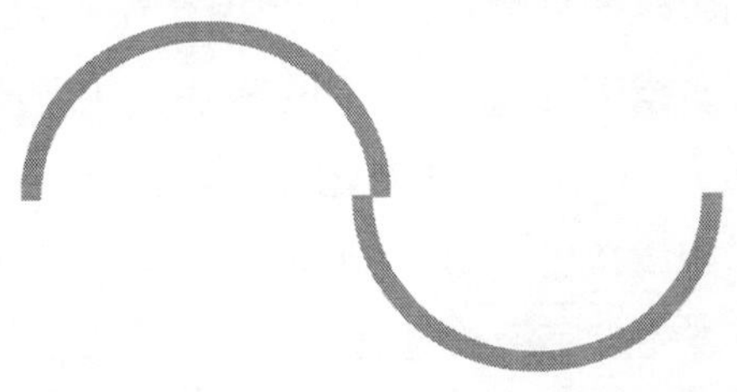

图 5-2　Goldmann 眼压计及测量时所见图像

过上下调整观察平面，使两个荧光素染色环大小相等，位置对称，宽窄均匀。然后轻轻转动 Goldmann 眼压计的加压旋钮，当一个半圆的一端内缘与另一半圆的另一端内缘相切时，读取加压旋钮旁的刻度，将读数乘以 10 即为眼压的毫米汞柱数。一般每眼测量 3 次后取其平均值。此方法误差来源包括测压头与角膜接触时间过长、泪膜及角膜厚度、曲率半径等，检查中应注意尽量避免。

（2）压陷式眼压计（Schiötz 眼压计）：被检眼表面麻醉，测量前先进行眼压计的校准、消毒（图 5-3）。患者取仰卧位，下颌稍抬高，防止面部倾斜，两眼向正前方凝视（指示灯或手指作固视点）。检查者用左手拇指和食指分开被检眼上下睑，右手将眼压计足板垂直放在角膜面上，观察眼压计上指的刻度，查对附表（表 5-1），即可得到眼压的毫米汞柱值。先用 5.5g 砝码测量，如指针所指刻度在 3～7 的范围内，则所测结果比较准确。如读数<3 时，需更换用 7.5g 的砝码测量。如读数仍<3 时，则需改用 10g 的砝码测量。检查完成后给被检眼滴抗生素滴眼液，并记录眼压结果。

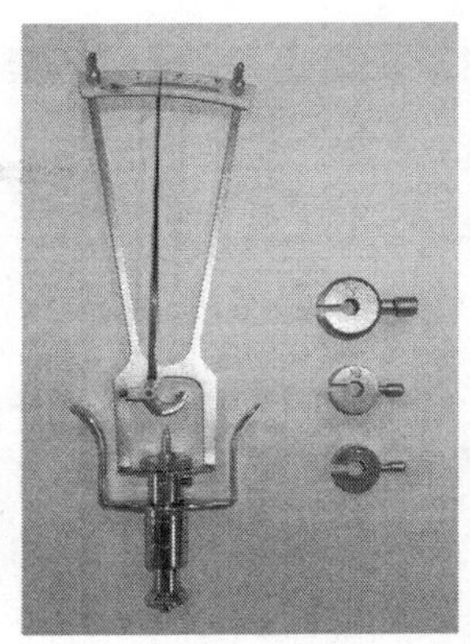

图 5-3　Schiötz 眼压计

表 5-1　Schiötz 眼压计刻度转换表

刻度数	眼压（mmHg）		
	5.5 克砝码	7.5 克砝码	10.0 克砝码
3.0	24.4	35.8	50.6
4.0	20.6	30.4	43.4
5.0	17.3	25.8	37.2
6.0	14.6	21.9	31.8
7.0	12.2	18.5	27.2
8.0	10.2	15.6	23.1
9.0	8.5	13.1	19.6
10.0	7.1	10.9	16.5

三、如何检查前房角?

前房角是诊断青光眼的一个非常重要的检查。

（一）前房及前房角的解剖学基础

前房是由角膜、虹膜、瞳孔区晶状体及睫状体前部构成的一个眼内腔。前房角是由角膜缘内部巩膜沟内的 Schlemm 管和小梁网、睫状体前部及周边虹膜构成。虹膜前表面与小梁网内面形成的角度在 20°～45°范围称为中等和宽房角，小于 20°称为窄房角。前房角检查是用来检查前房角内结构及其功能，评价青光眼房水排出受阻的原因，确立青光眼分类、诊断与治疗选择的一种重要检查方法。

（二）临床常用的前房角检查方法包括前房角镜、UBM 及前节 OCT 三种

1. 前房角镜检查法

（1）前房角镜静态检查法：消毒清洁前房角镜，表面麻醉后嘱患者坐于裂隙灯前，向前平视，将前房角镜与患者角膜相接触，避免接触镜对眼球施加任何压力，通过裂隙灯观察前房角结构，光束不要通过瞳孔区，避免引起瞳孔收缩。

（2）前房角镜动态检查法：采用宽而明亮的裂隙光带，在检查某一方位前房角时，使前房角镜向相反方向压迫眼球，并嘱患者向相反方向转动眼球，以便观察到对侧房角的更深层结构。

中华医学会眼科学分会推荐采用 Scheie 前房角分级法（图 5-4，表 5-2），静态下将前房角分为宽、窄两型，窄角又分为 4 级。宽角（W）可见前房角全部结构，窄 1（N1）可见部分睫状体带，窄 2（N2）仅见巩膜突，窄 3（N3）仅见前部小梁网，窄 4（N4）仅见 Schwalbe 线。在动态下则判断前房角有无粘连性关闭，Speath 认为在改变眼球位置或施加少许压力时如果能够看到后部小梁为前房角开放，不能看到后部小梁为前房角关闭。此外还能观察前房角的色素分布、有无新生血管、Schlemm 管扩张等。

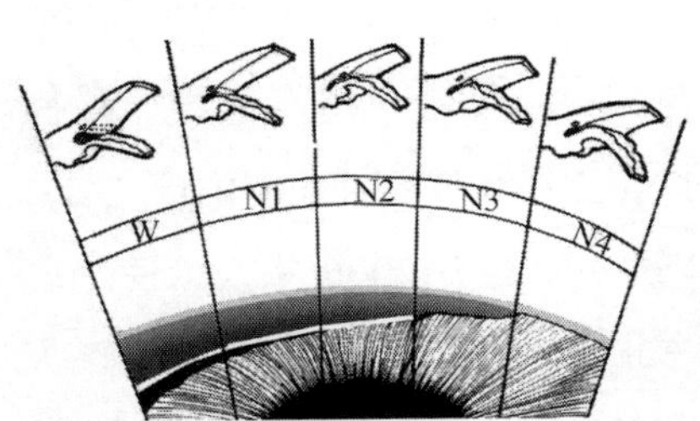

图 5-4　Scheie 前房角分级法

Scheie 前房角分级法

表 5-2　Scheie 前房角分级法

结构	位置	形态	Scheie 分级
Schwalbe 线	角膜后弹力层止端与小梁分界线	灰白色有光泽的细线	窄 4（N4）

续表

结构	位置	形态	Scheie 分级
小梁网	Schwalbe 线与巩膜突之间	多孔网状结构，后 2/3 功能部分色素较多	窄 3（N3）
巩膜突	小梁后界与睫状体带前缘之间	灰白色或淡黄色细线	窄 2（N2）
睫状体带	巩膜突与虹膜根部之间，是睫状体的前表面	黑棕色带	窄 1（N1）
全部			宽角（W）

2. UBM 1991 年加拿大眼科医师 Pavlin 采用高频超声传感器设计了眼科专用的眼前段 B 型超声显像系统，该系统所获得的眼前段图像分辨率达 50μm，比普通的眼科 B 型超声的分辨率提高了近 10 倍，所以取名为超声生物显微镜（UBM）。2004 年国内也自主研发了国产 UBM（图 5-5A），全景 UBM 于 2006 年投入使用。UBM 最常采用 50MHz 的超声频率，其分辨率为 40～60μm，探头可在 4～8mm 范围内进行线性扫描。检查时嘱患者取仰卧位，行表面麻醉、放置眼杯、水浴操作，应用探头对前房角结构进行扫描。在 UBM 图像上巩膜突表现为以巩膜内表面与角膜内表面的交点为顶点的三角形高回声区，其顶点是眼前段参数测量的重要参考标志。

UBM 能清楚地显示前房角子午切面，巩膜突的定位为精确地测量前房角结构提供了可能，一般认为其前 500μm 的区域内包含了小梁网及 Schwalbe 线在内的全部前房角结构。如图 5-5B 所示前房角及其周围组织结构示意图；图 5-6 为 UBM 检测正常深度的前房和前房角；图 5-7 为 UBM 检测原发性闭角型青光眼患者的前房浅、房角窄。

3. 前节 OCT　前节 OCT 采用波长为 1310nm 的红外线激光光学相干扫描技术获得眼前段的二维图像，可行坐位检查，无须接触眼球，轴向

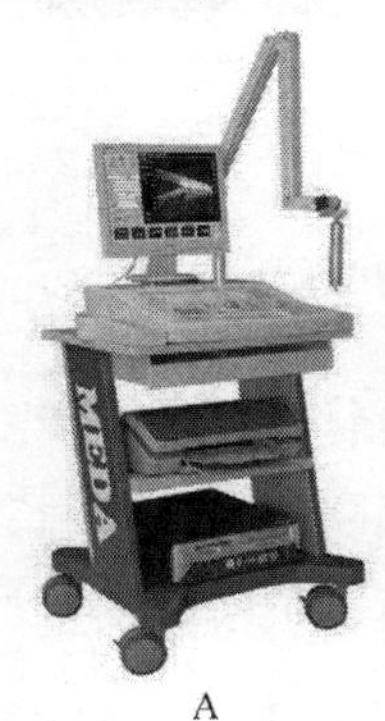

A

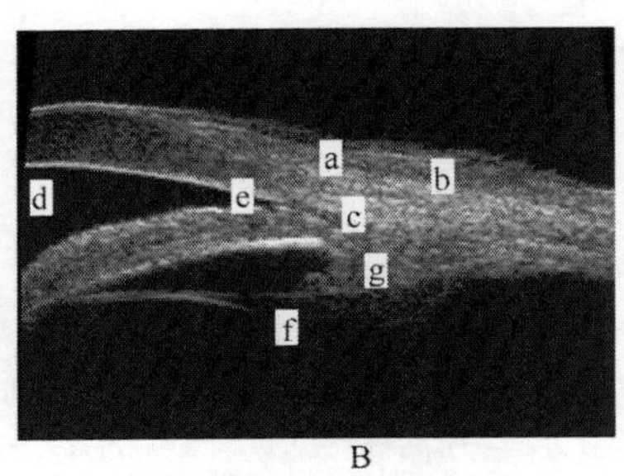

B

图 5-5　UBM 及其扫描的前房角图像

A. UBM；B. UBM 扫描前房角图像

a. 角膜缘，b. 巩膜及巩膜上组织，c. 巩膜突，d. 前房，e. 前房角，f. 晶状体悬韧带，g. 睫状体

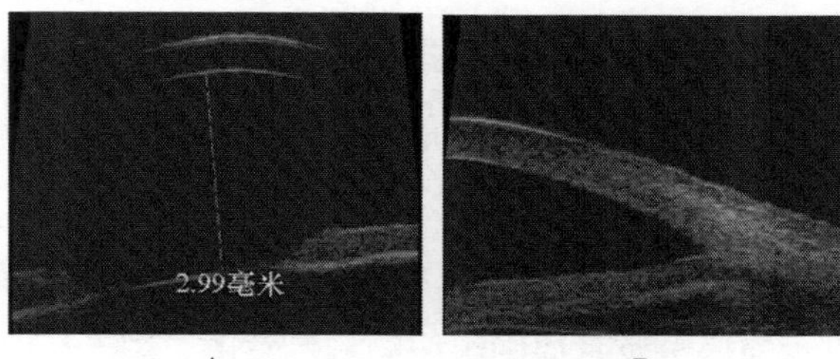

图 5-6　UBM 检测正常深度的前房和前房角

A. 中央前房深度为 2.99 毫米；B. 前房角为宽角、开放

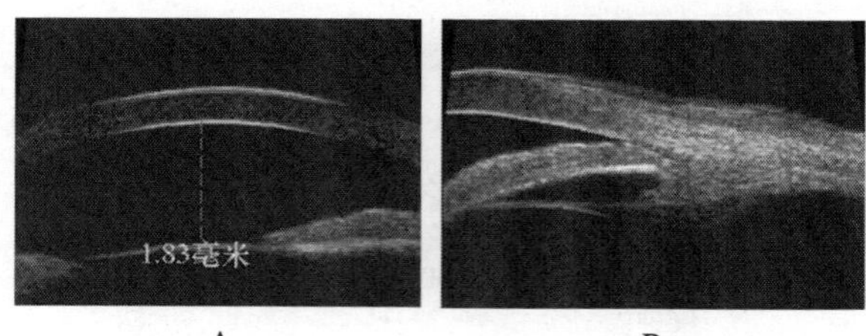

图 5-7　UBM 检测原发性闭角型青光眼患者的前房浅、房角窄

A. 中央前房深度为 1.83 毫米；B. 前房角狭窄

分辨率可达 18μm，但难以区分睫状体、悬韧带的结构，且上、下方前房角结构因受眼睑的影响常常难以获得满意的图像。因此，它更适用于屈光间质清晰时观察眼前段组织和晶状体。

四、如何评价视盘的 C/D？

视盘是眼底的一个重要结构，视盘处的凹陷

也叫视杯。正常情况，视盘的大小是与视杯和盘沿的大小相关的，视盘越大，视杯和盘沿也就越大。C/D 是指视杯直径（垂直径）与视盘直径（垂直径）的比值。正常情况 C/D 不会超过 0.4，两眼的 C/D 差值不会超过 0.2（图 5-8）。

如果 C/D 比值大于 0.6 我们称为视盘大凹陷，是青光眼的一个特征性视盘形态改变。由于眼压升高，视网膜神经纤维层变薄，视杯的面积扩大，造成 C/D 增大。某些青光眼，比如原发性开角型青光眼，患者自身无明显主诉症状，不易察觉。如通过检查发现 C/D 较大，可判断为可疑青光眼从而进行青光眼筛查。

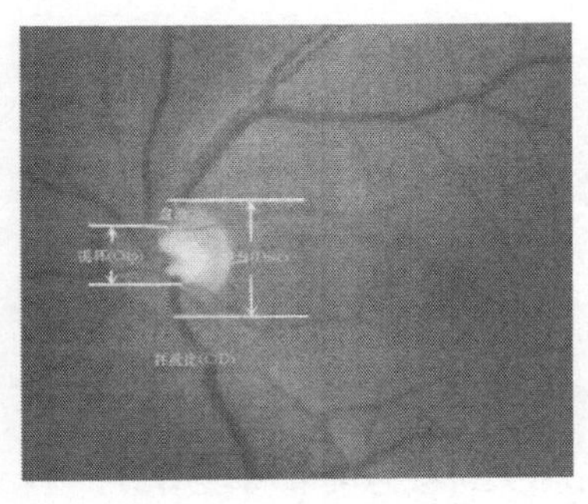

图 5-8　眼底 C/D 测量

眼底 C/D 测量

但单纯依据患者的 C/D 值并不能确诊青光眼。如果 C/D 大，但视盘的盘沿宽度符合 ISNT

规律，且并无合并视网膜神经纤维层缺损、视盘出血或杯凹切迹等表现，视盘凹陷不会进行性扩大，也不存在视力和视野损害，可以认为是天生的生理性大凹陷（图 5-9）。如患者患有高度近视也可能存在视盘大凹陷，若无视网膜神经纤维层变薄和视野缺损则无需担心。

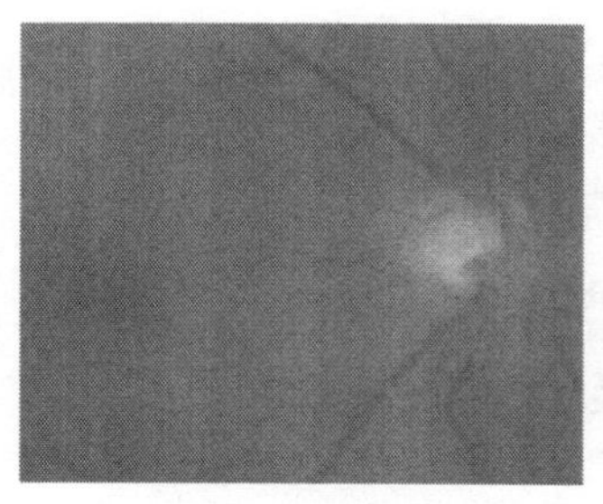

图 5-9　眼底 C/D 较大，但符合 INST 规律

眼底 C/D 较大，但符合 INST 规律

观察视盘本身的大小也是一个关键要素，一般大视盘对应着大视杯，小视盘对应着小视杯。假如一个小视盘的 C/D 为 0.6，这比一个大视盘的 C/D 为 0.6 可能更具有患青光眼的危险性。因为小视盘的容积小，视杯些许扩大也会意味着神经纤维的显著减少，而大视盘有更多剩余的空间，即使是有着大视杯也不一定意味神经纤维会有减少（图 5-10）。

但无论何种因素造成的 C/D 较大都必须进

行青光眼筛查且应进行定期复查，以免延误对青光眼的诊断、治疗。

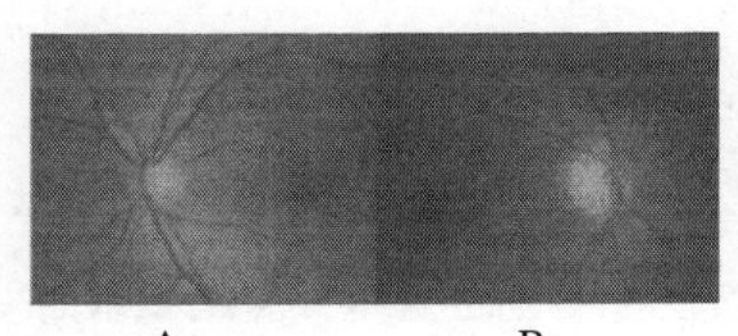

图 5-10　A 比 B 视盘面积小，更具有患青光眼的危险性

A. 眼底视盘 C/D 约为 0.6；B. 眼底视盘 C/D 约为 0.6

A 比 B 视盘面积小，更具有患青光眼的危险性

观察 C/D 主要有以下几种方法：

1. 医师通过检眼镜直接进行观察　可直接判断视盘颜色，形态及 C/D 大小，较直观。缺点是受患者配合，屈光间质及医师经验的影响。

2. 医师通过裂隙灯显微镜配合手持式前置镜观察　有立体感，视盘颜色与有无切迹一目了然。缺点是视网膜镜与眼之间距离的变化会影响视网膜镜放大矫正度的准确性，尤其是对于高度屈光不正的患者，高度近视会出现结果略低估，高度远视会出现结果略高估。

3. 眼底照相　可清晰照出视盘及周边位置，帮助医师直观判断评估 C/D 值，可做双眼对比（图 5-11）。缺点是受检查者的设备操作水平和患者屈光间质的影响，耗时可能较长。

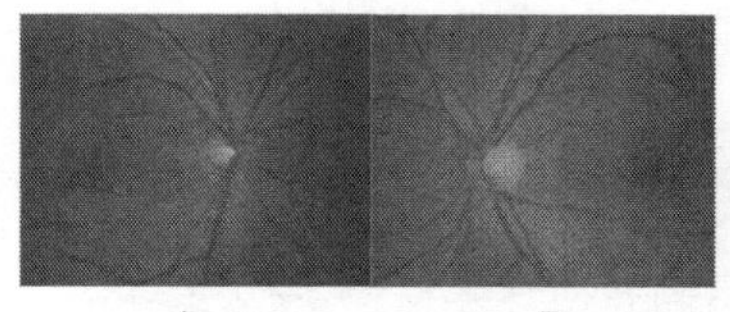

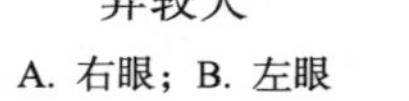

A B

图 5-11 同一患者双眼的眼底照相，可以清楚显示出双眼 C/D 差异较大

A. 右眼；B. 左眼

同一患者双眼的眼底照相，可以清楚显示出双眼 C/D 差异较大

4. OCT 通过 OCT 视盘扫描模式，可较快速和精确地测量出水平径和垂直径的 C/D 值，并进行准确地双眼对比，还可测量视盘周围视网膜神经纤维层厚度并判断有无变薄，后续随访还可准确观察 C/D 值和视网膜神经纤维层厚度有无变化（图 5-12）。缺点是受屈光间质影响，只可测数值，无法观察视盘颜色及形态。

5. 共焦激光扫描检眼镜 可进行视盘三维数据分析，判断视杯凹陷深度、C/D 值、盘沿面积等。成像快速简便，不受屈光间质影响。缺点是视盘边界欠清，需操作者确定视盘边界。在测

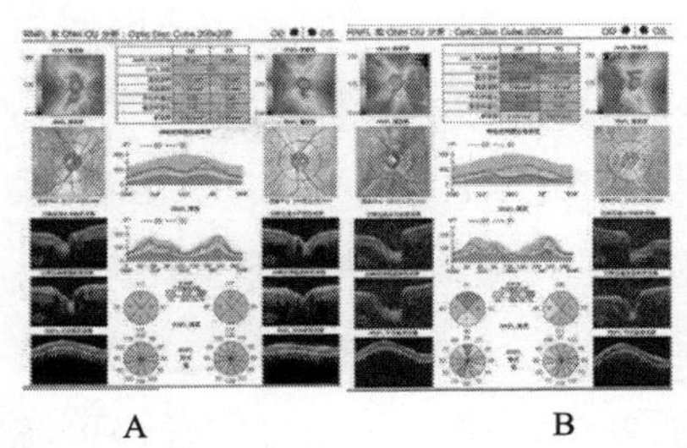

A　　　　　　　　B

图 5-12　正常视盘 OCT 与异常视盘 OCT

A. 正常的视盘 OCT，可见双眼 C/D 无扩大，视网膜神经纤维层厚度正常；B. 异常的视盘 OCT，可见右眼视盘 C/D 扩大，视网膜神经纤维层缺损

正常视盘 OCT 与异常视盘 OCT

量某些参数时，还需设定参考平面，比较复杂费时。临床常用的是 HRT 检测。

6. 偏振激光检测仪　其新型机简称 GDx。主要功能是对视网膜神经纤维层的厚度进行自动化定量检测。

这些方法虽然不同，但得到的结果较一致，对评估 C/D 值都具有一定的可信度，可对青光眼进行筛查和初步诊断。

五、青光眼常见的视野损害有哪些?

由于某些青光眼类型，比如原发性开角型青光眼眼压升高并不明显，不易诊断或慢性闭角型青光眼的患者早期多数并没有明显症状，往往不易引起患者警觉，等到主观察觉到视力下降时可能已到中晚期。视野损害为青光眼对视觉影响的主要表现，而早期青光眼往往就会出现视野的改变，所以视野检查是一种诊断早期青光眼，评估青光眼发展程度和监控青光眼进展的良好手段。

所有类型的青光眼对于视网膜视神经的损害都是共同的，主要表现为青光眼特征性的视神经萎缩，这是神经节细胞轴突变性的直接表现。

神经纤维是由神经节细胞轴突组成，成束状，弓形排列分布在视网膜上，以水平线为界分布于上、下方，最后汇集于视盘（图 5-13）。

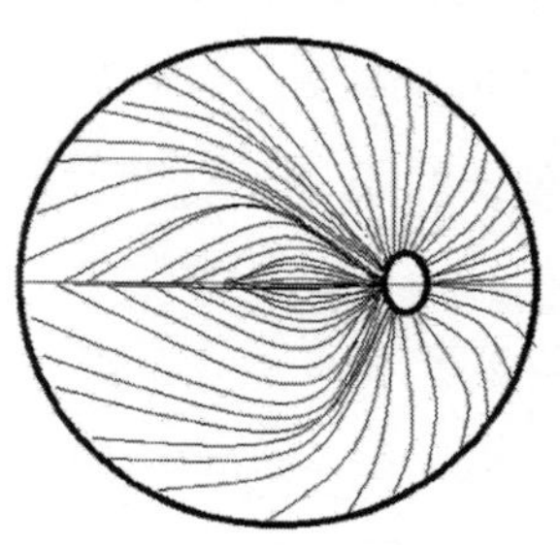

图 5-13　视网膜神经纤维的分布及汇入视盘示意图

病理性高眼压是青光眼造成视神经纤维损害的主要原因，神经纤维层的变薄、缺损导致视野的损害。

视野损害主要分为中心视野损害和周边视野损害。

（一）中心视野损害

1. 通常早期视野损害表现为旁中心暗点，旁中心暗点是指在中心视野 5°～25°范围内的视野缺损，直径大于 5°，深度大于 5dB。旁中心暗点在青光眼早期出现率高达 80%，可发生在视野的任何位置。

由于视盘的颞侧上、下极是神经纤维最密集的地方，也是青光眼最易损害的部位，所以旁中心暗点常出现在颞侧近生理盲点（对应为视盘处，无感光细胞）的上、下方，起初并不与生理盲点相连，其后发展为与生理盲点从上方或者下方相连。旁中心暗点也常出现在鼻上方（图 5-14）。

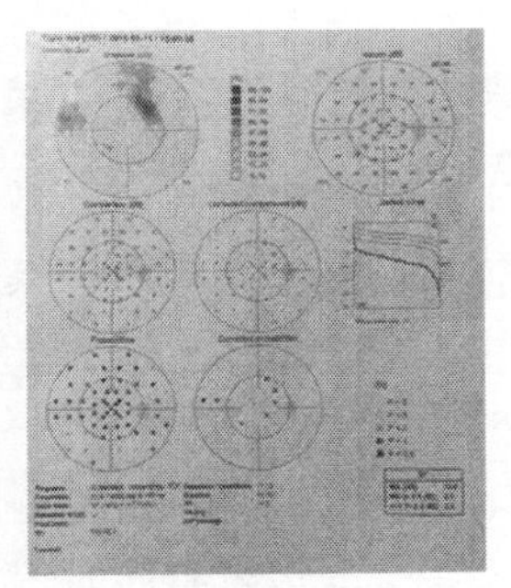

图 5-14　右眼旁中心暗点及鼻上方阶梯样缺损

右眼旁中心暗点及鼻上方阶梯样缺损

2. 鼻侧阶梯暗点也是青光眼早期视野损害的表现，指鼻侧视野的水平分界线附近等视线的上、下错位或压陷，出现率可达70%，好发于鼻上方，可与旁中心暗点同时出现（图5-15）。

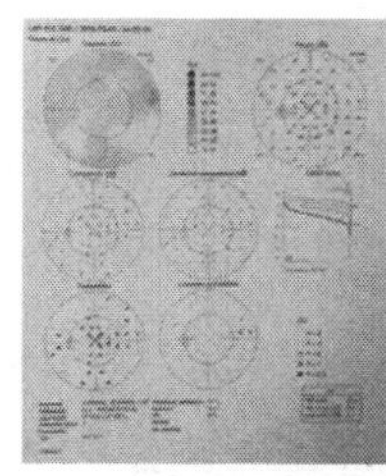
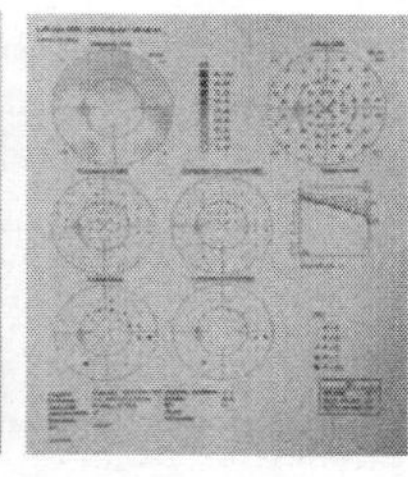

图5-15　鼻侧阶梯暗点

A. 左眼鼻上方阶梯样缺损；B. 左眼上方旁中心暗点及鼻侧阶梯样缺损

鼻侧阶梯暗点

3. 随着病程的进展，旁中心暗点逐渐扩大，多个暗点相互融合形成典型的弓形暗点。弓形暗点向鼻侧的中央水平分界线扩大延伸就会形成大鼻侧阶梯暗点（图5-16）。

4. 上下弓形暗点相连接就会形成环形暗点（图5-17）。

（二）周边视野损害

一般中心视野出现暗点时，周边视野同时或

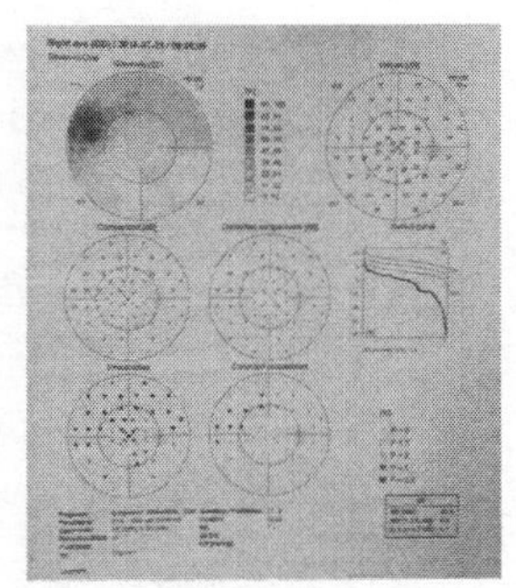

图 5-16　右眼上方弓形暗点

右眼上方弓形暗点

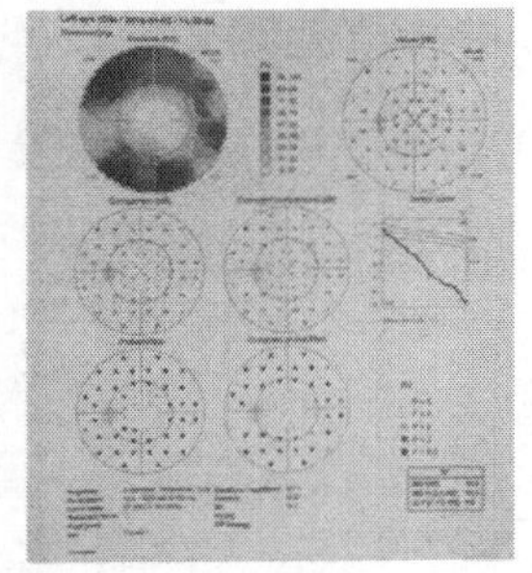

图 5-17　左眼环形暗点

左眼环形暗点

稍后也会出现损害。早期从鼻侧周边部开始，先是鼻上方后是鼻下方，然后鼻下方继续扩展，最后是颞侧。视野的损害可表现为周边部的楔形或扇形压陷缺损（图 5-18）。

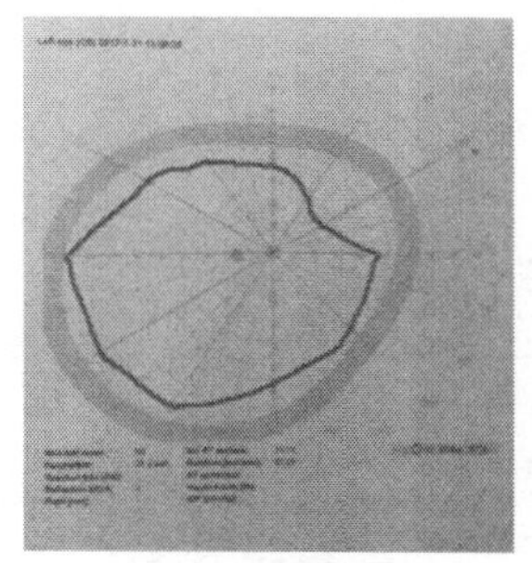

图 5-18　左眼周边视野缺损

左眼周边视野缺损

（三）后续损害

1. 随着颞侧视野向心性缩小，最后逐渐形成管状视野（中央 5°～10°），中心视力可能仍较好（图 5-19）。

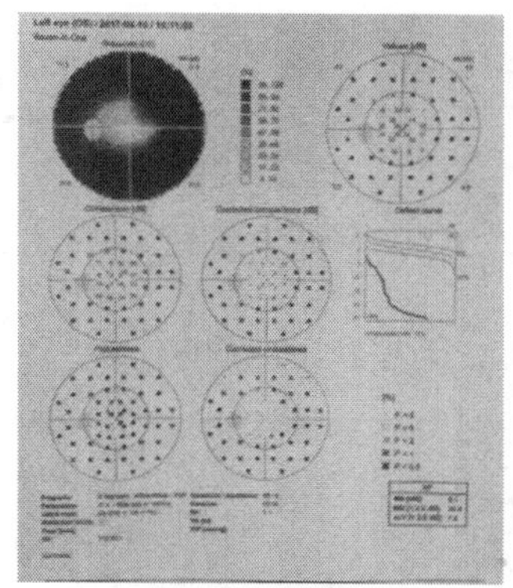

图 5-19　左眼管状视野

左眼管状视野

2. 如鼻侧的视野损害进展过快，最终可在颞侧留下一小片岛状视野，称为颞侧视岛（图 5-20）。

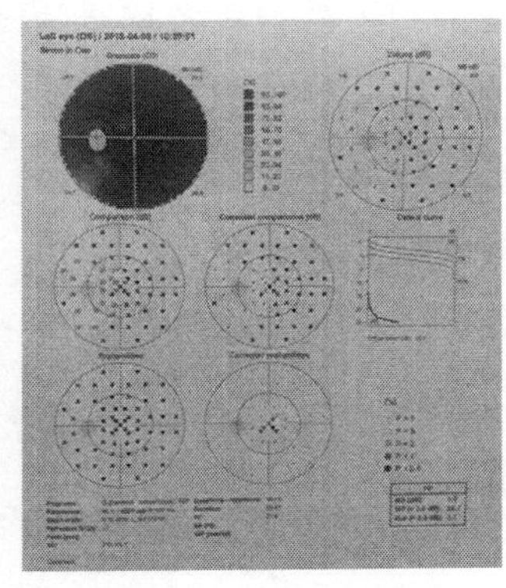

图 5-20　左眼颞侧视岛

左眼颞侧视岛

3. 残存的视野如果进一步发展最终完全丧失，患者失明（图 5-21）。

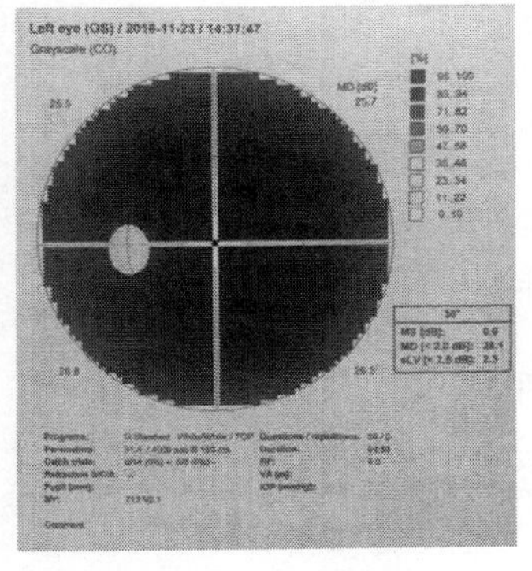

图 5-21　左眼视野消失

左眼视野消失

由于视野检查是一项主观检查，受诸多因素影响，比如患者的配合度、检查时的身体状态、屈光间质是否混浊、是否矫正视力以及检查者的经验等，所以视野检查的结果是否准确要结合其他检查判断。比如通过 OCT 视盘分析模式进行神经纤维层厚度的测量，由于神经纤维层的变薄一般先于视野缺损，如果神经纤维层变薄的位置与视野缺损的部位相吻合，就可以判断视野检查结果基本准确。也可通过眼底照相来观察视盘形态、C/D 及视网膜神经纤维层是否存在青光眼的特征改变来间接验证视野检查的准确性。

通过定期随访进行多次视野检查，还可观察青光眼对于患者的视野损害是否发生进展（图 5-22）。

六、哪些人需要进行青光眼筛查？

青光眼是一种主要以病理性眼压升高为主要临床症状的眼病，发病时会威胁和损害视网膜、视神经及其通路从而损害视觉功能。如不及时采取有效治疗手段，会导致视野全部消失直至失明，且不存在有效的医疗手段逆转恢复。

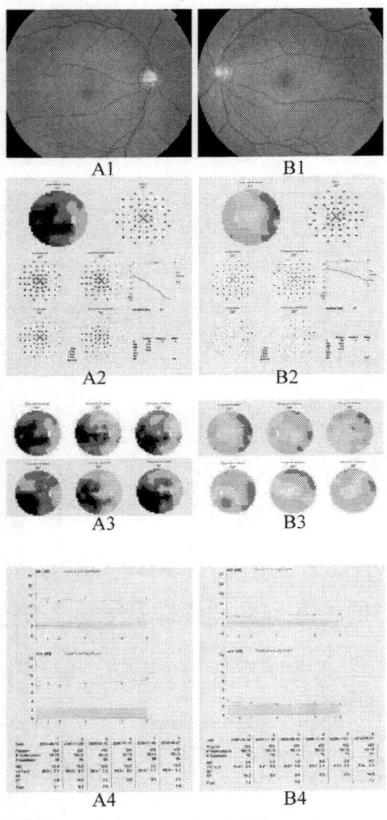

图 5-22　原发性开角型青光眼患者眼底照相（A1 右眼，B1 左眼）、中心视野（A2 右眼，B2 左眼）、多次随访中心视野检查的灰度图（A3 右眼，B3 左眼）及趋势图（A4 右眼，B4 左眼）

原发性开角型青光眼患者眼底照相、中心视野、多次随访中心视野检查的灰度图及趋势图

由于大量慢性青光眼患者早期几乎毫无症状，当出现明显的视力下降、视野缩小或急性发作再行就诊已延误了最佳治疗时机，所以青光眼早期的筛查诊断尤为重要。而存在青光眼危险因素的人群具有某些特征。

（一）具有青光眼家族史

经流行病学研究发现，青光眼的发病是具有家族聚集性的，遗传因素是患病的主要因素之一。最常见的原发性闭角型青光眼和原发性开角型青光眼的发病均属于多基因遗传。正常人原发性青光眼患病率为1%～2%，而具有家族史人群患病率是无家族史人群的5～10倍。例如父母是青光眼患者，子女患病的几率会比无家族史人群高，但也不是绝对的。所以这类人群应积极进行青光眼筛查，以期及早发现。

（二）经过体检C/D＞0.6或前房深度较浅

前文已述，视盘C/D大是青光眼的一个特征性结构改变，此类人群必须进行青光眼的筛查。

中央前房深度为角膜后表面顶点与晶状体前表面顶点的距离，深度＜2.5mm为浅前房，提示虹膜前移，前房角变窄或关闭。前房深度越浅，青光眼患病风险越大。如双眼前房深度差异>0.2mm，也是一个需要注意的异常因素。

（三）有早期青光眼症状

某些原发性闭角型青光眼患者或许已经出现一些早期（先兆期）症状，但由于症状轻微，容易被其忽略，例如轻度眼部酸胀，头痛，尤其是情绪波动或身处暗处时间过长；无明显视力下降，但出现白天视物呈蒙雾状（雾视）或夜间看灯光周围会出现七彩光圈或晕轮（虹视）。如已出现以上某些症状，建议进行青光眼筛查。如已出现眼部剧烈疼痛，恶心呕吐等症状，可能为原发性闭角型青光眼急性大发作，尽快去医院就诊，以免延误治疗时机。

（四）年龄较大、具有年龄相关性白内障

原发性闭角型青光眼一般常见于 40 岁以上人群，患病高峰在 55～75 岁，我国目前原发性闭角型青光眼的患病率为 1.79%，40 岁以上人群为 2.5%。随着年龄增长，晶状体会逐渐吸水膨胀变厚，体积变大，位置前移并推动虹膜前移使前房角变窄，从而阻碍房水外流，眼压升高，继发闭角型青光眼。

而当晶状体成熟或过熟，囊膜松弛、通透性增强，混浊的晶状体便可溢出大量可溶性高分子晶状体蛋白通过前囊微小裂口渗入前房，引起炎症反应使小梁网水肿，晶状体蛋白和吞噬了晶状体皮质而肿胀的巨噬细胞也会阻塞小梁网，最终阻碍房水外流从而继发开角型青光眼即晶状体溶解性青光眼。所以年龄较大或有晶状体混浊（白内障）的人群也是青光眼筛查的重点对象。

（五）高度近视、青少年进行性近视

高度近视是指屈光矫正度数≥–6.00D 或眼轴≥26mm 的近视眼。研究表明高度近视与原发性开角型青光眼的关系密切。有学者认为高度近视本质上就是一种慢性潜伏性的青光眼。高度近视常伴有眼压升高的症状，确切机制尚不明确。高度近视眼人群患原发性开角型青光眼的概率是正常人群的 7.15 倍，甚至有人提出眼压升高就是高度近视形成的原因。

高度近视合并原发性开角型青光眼的患者早期通常无明显症状，发病较隐匿，前房较深，眼压数值偏低。高度近视眼本身 C/D 偏大；视网膜和脉络膜的萎缩会影响医师对视盘苍白和萎缩的判断；视野检查常伴有生理盲点扩大和（或）中心暗点。这些因素都对原发性开角型青光眼的早期诊断造成干扰。所以应对高度近视眼患者着重进行原发性开角型青光眼的筛查。

如果是青少年近视，尤其是每年近视度数加深较快（＞100 度）者，也要预防青少年开角型青光眼。

（六）远视眼

远视眼一般眼轴较短，眼球内部结构较拥挤，使前房变浅，房角变窄。如果该类人群情绪激动、熬夜、长期低头作业或处在暗室环境下，易发生闭角型青光眼的急性发作。因而远视眼人群应进行青光眼筛查，如果发现前房角狭窄应及早进行预防治疗。

（七）糖尿病

众所周知，糖尿病患者易患一种眼底病变即糖尿病视网膜病变，其最大危害就是视网膜缺血、缺氧，从而刺激机体产生 VEGF，VEGF 不仅可以促进视网膜新生血管生长，还可使虹膜表面和小梁形成新生血管膜，这种增生会堵塞小梁网，引起虹膜前粘连和前房角关闭，进而眼压升高即患新生血管性青光眼，损害患者视力、视野，不易控制，最后直至失明。因此糖尿病患者应进行青光眼筛查。

（八）A 型性格和女性

有研究表明，青光眼患者普遍具有情绪易波动，急躁易怒，中度或重度紧张焦虑，缺乏耐性，易被激惹，易出现心理负担较重的情况。这种性格在心理学被归类为 A 型性格。据研究 A 型性格人的血液中含有较多的儿茶酚胺，可以释放出大量肾上腺素和去甲肾上腺素，在这两种物质作用下，虹膜和睫状突动脉充血扩张进而使睫状体水肿，从而造成晶状体进一步前移，前房变得更浅，形成瞳孔阻滞诱发青光眼发作。且 A 型性格人的情绪不稳定，会导致自主神经的调节紊乱也可诱发青光眼。所以有此性格的人群也应主动进行青光眼的筛查。

而原发性闭角型青光眼的患者中女性患者较多，男女患者比例基本为 1∶3，其原因可能由于中老年女性绝经后，卵巢分泌雌、雄激素的功能减退而肾上腺是产生雌、雄性激素的主要来源，下丘脑-垂体-肾上腺轴的功能增强也会使儿茶酚胺的水平升高，进而接近 A 型性格，增加青光眼的发病率。所以中老年女性尤其要注意预防青光眼。

（九）长期服用糖皮质激素药物及准分子激光术后

由于糖皮质激素具有很好的消炎、抗变态反应和抑制免疫应答作用，而广泛用在诸多疾病的控制治疗上。全科以及眼科都有着需要大量或长期服用糖皮质激素的疾病，比如结缔组织病、肾病综合征、葡萄膜炎等。近视眼准分子激光术后也常使用糖皮质激素来促进术后恢复和防止近视回退。但糖皮质激素可以使小梁细胞功能和细胞外基质发生改变，房水流出通道阻力增加导致眼压升高。由于大部分患者眼压都是逐步上升的，初期可能难以察觉，所以长期服用糖皮质激素的患者一定要定期行青光眼的相关检查，如有症状立即停用或减小糖皮质激素的使用量，避免对视功能的进一步损害。

（十）某些婴幼儿

如果某些婴儿看着有一双又大又黑还“水汪汪”的眼睛，且怕光，常流泪，常烦闹哭吵，需注意婴幼儿型青光眼。持续眼压升高最终会导致患儿失明，遗憾终生。如果发现有以上特征的婴幼儿建议进行青光眼筛查，以尽早发现，积极治疗。

（十一）高血压及低血压

近年来研究表明，患原发性开角型青光眼特别是正常眼压性青光眼的患者是由于受到眼底血管的异常因素影响。高血压及低血压会使血液循环失调，从而对视神经造成损害，具体机制尚不完全明确，但此类患者也应进行青光眼的筛查。

第六章　青光眼的治疗

一、青光眼的治疗包括哪些方法?

（一）原发性闭角型青光眼的治疗在不同阶段方法不同

1. 急性闭角型青光眼临床前期及先兆期　采用周边虹膜切除术或激光周边虹膜切开术使前后房沟通，解除瞳孔阻滞；对暂不愿激光或手术的患者，应用毛果芸香碱（缩瞳药）治疗。

2. 急性闭角型青光眼急性大发作　患者非常痛苦，眼压极高，严重威胁视功能，因此应作为急诊抢救。治疗原则是迅速降低眼压，挽救视功能，并保护前房角功能。

（1）迅速降低眼压，挽救视功能：包括促进房水引流、减少房水生成、高渗脱水。应用的药物包括高渗药（20%甘露醇、异山梨醇口服液、50%甘油、甘油果糖注射液等）、拟胆碱类缩瞳药（毛果芸香碱滴眼液）、碳酸酐酶抑制药（乙酰唑胺、醋甲唑胺、1%布林佐胺滴眼液等）、β-受体阻滞药（0.5%噻吗洛尔滴眼液、2%卡替洛尔滴眼液、0.5%左布诺洛尔滴眼液、0.05%倍他洛尔滴眼液等）、α 受体激动药（0.2%溴莫尼定滴眼液等）。

首先使用高渗药，同时点 1～2 次毛果芸香碱滴眼液，观察瞳孔反应。如果瞳孔缩小，则继续频点 4～6 次，间隔 5～10 分钟，然后改为 4 次/日维持。如果瞳孔并不缩小，则暂停使用毛果芸香碱滴眼液，待高渗药作用 1 小时后，再开始使用毛果芸香碱滴眼液。如有效，瞳孔缩小，继续频点 4～6 次，间隔 5～10 分钟，然后改为 4 次/日维持；如无效，瞳孔并不缩小，说明瞳孔括约肌已经损害，无需继续使用毛果芸香碱滴眼液。

（2）保护前房角功能：包括拟胆碱类缩瞳药（毛果芸香碱）、消炎药物。

急性发作后有几种情况：

（1）眼压不能降低，需行小梁切除术，手术前及手术中应采取必要的降低眼压措施，减少手术并发症。

（2）眼压下降，前房角开放进入间歇缓解期。

（3）眼压控制不良，前房角不能重新开放进入慢性进展期。

3. 急性闭角型青光眼间歇缓解期 可行周

边虹膜切除术或激光周边虹膜切开术；对暂不愿激光或手术的患者，应用毛果芸香碱（缩瞳药）治疗。

4. 急性闭角型青光眼慢性进展期　需行小梁切除术。

5. 慢性闭角型青光眼　早期可行周边虹膜切除术或激光周边虹膜切开术联合周边虹膜成形术；进展期、晚期需要行小梁切除术。

6. 伴有白内障的闭角型青光眼　在急性闭角型青光眼临床前期、先兆期、间歇缓解期，慢性闭角型青光眼早期仅需行白内障摘除+人工晶体置入术；急性闭角型青光眼慢性进展期，慢性闭角型青光眼进展期、晚期则需行白内障摘除+人工晶体置入术联合小梁切除术。

7. 绝对期青光眼　只能行睫状体破坏性手术或眼球摘除术。

（二）原发性开角型青光眼的治疗包括降低眼压和保护视神经，降低眼压的方法包括药物、激光和手术

1. 降低眼压的药物包括局部用药和全身用药

（1）局部药物：包括拟胆碱类缩瞳药（毛果

芸香碱滴眼液）、β-受体阻滞药（0.5%噻吗洛尔滴眼液、2%卡替洛尔滴眼液、0.5%左布诺洛尔滴眼液、0.05%倍他洛尔滴眼液等）、碳酸酐酶抑制药（1%布林佐胺滴眼液等）、α 受体激动药（0.2%溴莫尼定滴眼液等）、前列腺素类衍生物（0.005%拉坦前列素、0.004%曲伏前列素、0.03%贝美前列素等）、固定配方制剂（适利加：0.005%拉坦前列素+ 0.5%噻吗洛尔、苏力坦：0.004%曲伏前列素+ 0.5%噻吗洛尔、克法特：0.03%贝美前列素+0.5%噻吗洛尔等）。

我国原发性青光眼诊断和治疗专家共识（2014 年）建议根据患者目标眼压的需要，选择单一或联合药物治疗。单独用药不能达到目标眼压，可联合不同作用机制的药物治疗。

（2）全身药物：包括碳酸酐酶抑制药（乙酰唑胺、醋甲唑胺）、高渗脱水药（20%甘露醇、异山梨醇口服液、50%甘油、甘油果糖注射液等）。主要为眼压较高时为尽快降低眼压时应用，不能长期使用。

2. 激光 选择性激光小梁成形术。

3. 手术 包括小梁切除术、非穿透性小梁切除术、青光眼引流装置置入术等。

4. 视神经保护药 保护视神经的药物很多，包括神经营养因子、促红细胞生成素、钙离子拮抗药、抗青光眼药物（0.05%倍他洛尔滴眼液、0.2%溴莫尼定滴眼液）、甲钴胺、胞磷胆碱钠、中药（银杏叶提取物、灯盏细辛等）等，但目前仍认为降低眼压是唯一证实确实有效的保护视神经的方法。

青光眼虽然不能治愈，但只要在专业医师的指导下，规律治疗，定期复查，可得到理想结果，在有生之年保持有用的视功能。首先要确定患者的基线眼压，评价视功能损害程度，然后根据病情的严重程度制定目标眼压。目前青光眼治疗的主要目的是控制眼压，同时辅以视神经保护治疗，使视力及视野的损害进展速度下降。因此，在治疗过程中，即使在抗青光眼术后都应定期复查，将眼压维持在目标眼压（靶眼压）以下，并严密监测视功能。

青光眼的治疗是终生治疗。对青光眼早期，可进行激光和药物治疗，定期复查眼压正常、眼底视乳头 C/D 不扩大、视野检查无进行性缩小的患者可暂不手术；但对于中晚期患者需要尽早手术。目前，人们对手术治疗仍有很多顾虑，害怕手术后出现一些并发症会影响视力，但青光眼对视神经和视野的损害是不可逆转的，如果不及时手术，等到视野已经很小了，再做手术也不可能恢复。尽早手术，虽然手术后会出现白内障加快进展等并发症，但白内障可通过手术再次复明，它所造成的视力下降是可逆的。

二、青光眼的药物治疗包括哪些?

除高渗脱水药外，降眼压药物分为两大类：促进房水排出和抑制房水生成。促进房水排出的药物包括拟胆碱类缩瞳药、前列腺素类衍生物及α受体激动药；抑制房水生成的药物包括碳酸酐酶抑制药、β受体阻滞药及α受体激动药。

（一）高渗脱水药

包括20%甘露醇、异山梨醇口服液、50%甘油、甘油果糖注射液等，可以快速降低眼压，长期应用要注意心、肾功能和电解质平衡（注意补钾）。主要为急性闭角型青光眼急性发作时的抢救用药，或眼压较高时为尽快降低眼压时应用，不能长期使用。

（二）碳酸酐酶抑制药

口服的包括乙酰唑胺、醋甲唑胺，主要为急

性闭角型青光眼急性发作时的抢救用药或眼压较高时为尽快降低眼压时用，不能长期使用。但在某些特殊情况需较长时间使用时，要注意补钾及肝、肾功能，磺胺类药物过敏者禁用。不良反应主要有泌尿系统结石、低钾血症、胃肠道反应、四肢麻木、全身无力、贫血等。局部点眼的包括1%布林佐胺滴眼液等，降眼压效果不如口服碳酸酐酶抑制药，但减少了其全身不良反应。

（三）拟胆碱类缩瞳药

1%～2%毛果芸香碱滴眼液，又称匹罗卡品滴眼液，为原发性闭角型青光眼解除瞳孔阻滞、激光治疗前后使用。曾一度是医师治疗青光眼的首选药物，但由于该药长期使用会导致睫状肌痉挛、眼内慢性炎症、瞳孔缩小、瞳孔后粘连等，目前已较少使用。该药较为安全，可长期使用，但药物浓度宜低、用药次数宜少。

（四）β 受体阻滞药

包括 0.5%噻吗洛尔滴眼液，2%卡替洛尔滴眼液、0.5%左布诺洛尔滴眼液、0.05%倍他洛尔滴眼液等，这类药物不改变瞳孔大小，可以降低眼压约 20%，但会引起哮喘发作、心率减慢等并发症，所以有支气管哮喘、阻塞性呼吸系统疾病、窦性心动过缓、Ⅱ度或Ⅲ度房室传导阻滞、心功能不全、心源性休克者禁忌。

（五）α 受体激动药

包括 0.2%溴莫尼定滴眼液等，是一种 α_2 肾上腺素受体激动药，具有降低眼压和保护视神经的双重作用，适用于原发性开角型青光眼或高眼压症、青光眼术后、全身情况不适于应用 β 受体阻滞药的青光眼及常规治疗不能控制的青光眼。其不良反应主要是变态反应、口干、嗜睡（高空作业等危险行业者慎用），个别患者可能出现血压降低，儿童会引起呼吸抑制，因此儿童禁忌使用。

（六）前列腺素类衍生物

包括 0.005%拉坦前列素、0.004%曲伏前列素、0.03%贝美前列素等。这类药物既可增加房水向葡萄膜、巩膜通道外流，也可降低小梁网途径流出阻力而降低眼压。可以降低眼压约 30%，且可明显降低眼压的日夜波动。我国原发性青光眼诊断和治疗专家共识（2014 年）建议前列腺素类衍生物可作为原发性开角型青光眼一线用药。

主要的不良反应是结膜充血、虹膜颜色加深、睫毛变长、变黑、增粗、眼周皮肤色素沉着、葡萄膜炎、黄斑囊样水肿（无晶状体眼或后囊不完整的人工晶状体眼）等。

（七）固定配方制剂——新趋势

包括适利加（0.005%拉坦前列素+ 0.5%噻吗洛尔）、苏力坦（0.004%曲伏前列素+ 0.5%噻吗洛尔）、克法特（0.03%贝美前列素+0.5%噻吗洛尔）等。它的优势在于减少药物使用的种类和次数，避免频繁点药造成的药物洗出效应，减少防腐剂接触量，减轻眼表损害，提高患者依从性，更可强效控制眼压，防止视功能损害。

三、长期点降眼压药物会对眼表产生哪些影响？

眼表的解剖学含义是指起始于上下睑缘之间的眼球表面的全部黏膜上皮，包括角膜上皮、结膜上皮。泪膜是通过眼睑的瞬目运动（眨眼）将泪液涂布在眼表形成的 7～10μm 厚的膜，从内向外依次为黏蛋白层、水样层和脂质层。

局部抗青光眼药物会引起眼表损害，包括毒性作用、眼表炎症、变态反应和眼表疾病。眼表损害不仅引起干眼、眼红、眼痒、畏光及其他不适，而且增加青光眼手术失败的风险。常用的苯扎氯铵防腐剂对眼表损害发挥重要作用，且其不良反应呈剂量、时间依赖，尤其是多种药物联合治疗。因此要重视抗青光眼药物的眼表损害，减少药物用量、研发固定联合制剂、应用不含防腐剂或新型防腐剂的药物、加用润滑剂是预防眼表损害的好方法。

四、青光眼的激光治疗包括哪些？

（一）激光周边虹膜切开术

适用于急性闭角型青光眼临床前期、先兆期、间歇缓解期、慢性闭角型青光眼早期等，前房角粘连关闭范围累计＜180°、无视盘改变和视野损害者。可解除瞳孔阻滞，使前后房沟通，减少急性闭角型青光眼发作的可能及延缓原发性闭角型青光眼前房角关闭的速度。

对于前房角关闭范围＞180°但仍有部分开放区，眼压升高，行滤过性手术具有严重并发症风险的患者，也可先行激光周边虹膜切开术，术后眼压仍高者采用药物治疗（图 6-1）。

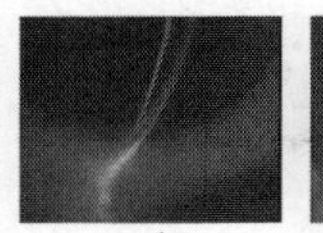
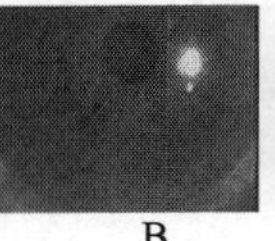
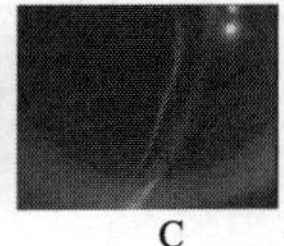

A　　B　　C

图 6-1　激光周边虹膜切开术前、术后周边前房宽度的变化

A. 激光周边虹膜切开术前，前房特别是周边前房很浅，虹膜与角膜几乎贴附；B. 激光周边虹膜切开术后，虹膜可见激光孔通畅；C. 激光周边虹膜切开术后，周边前房加宽，虹膜与角膜之间距离增加

激光周边虹膜切开术前、术后周边前房宽度的变化

（二）激光周边虹膜成形术

适用于高褶虹膜综合征的前房角关闭及激光周边虹膜切开术后由于非瞳孔阻滞因素仍有前房角关闭的原发性闭角型青光眼等。可增宽或开放前房角，制止青光眼急性发作或作为其他激光治疗的辅助治疗。

（三）选择性激光小梁成形术

适用于原发性开角型青光眼、高眼压症、假性囊膜剥脱性青光眼及色素性青光眼等。它是利用激光在前房角小梁网上产生的生物效应改善房水流出易度，降低眼压。可延缓手术时间，减少抗青光眼药物的使用。

五、为什么一只眼急性闭角型青光眼急性发作，另一只眼没有发作也要进行预防性的激光治疗?

激光周边虹膜切开术的主要目的是解除瞳孔阻滞，沟通前、后房，减少急性闭角型青光眼发作的可能及延缓原发性闭角型青光眼前房角关闭速度。原发性闭角型青光眼是双眼性眼病，但双眼发病可有先后。患者双眼均具有眼轴较短，角膜较小，前房较浅，房角入口狭窄，晶状体相对较大、较厚，位置偏前等解剖异常，容易出现瞳孔阻滞，使前房角关闭，眼压升高，因此一眼急性闭角型青光眼急性发作或确诊为慢性闭角型青光眼，另一眼没有发作或眼压正常也要进行预防性的激光治疗，以避免对侧眼出现大发作或前房角进行性关闭，眼压升高，对视功能造成不可挽回的损伤。

六、青光眼的手术治疗包括哪些?

（一）小梁切除术

是一种滤过性手术，适用于前房角粘连关闭范围＞180°、药物无法控制眼压或视神经损伤较重的原发性闭角型青光眼和中、晚期原发性开角型青光眼及各种药物无法控制眼压的继发性青光眼。手术人为地开创一条滤过通道，将房水引流到巩膜瓣和结膜瓣下，以降低眼压（图 6-2）。

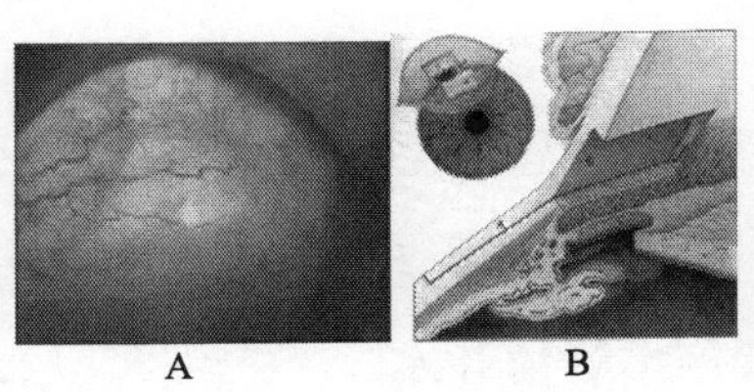

图 6-2　小梁切除术

小梁切除术

A. 小梁切除术后在上方球结膜形成滤过区；B. 小梁切除术示意图

（二）周边虹膜切除术

作用原理同激光周边虹膜切开术，目的是解除瞳孔阻滞，手术操作简便。适用于急性闭角型青光眼临床前期、先兆期、间歇缓解期、慢性闭角型青光眼早期等。

（三）非穿透性小梁切除术

适用于原发性开角型青光眼、合并高度近视的青光眼、色素性青光眼、假性囊膜剥脱性青光眼、无晶状体眼或人工晶状体眼的青光眼等。非穿透性小梁切除术是在眼球壁做手术，不进入前房，因此术中、术后并发症（主要是浅前房和前房消失）较小梁切除术明显减少。

（四）青光眼引流装置置入术

也是一种滤过性手术，适用于各种难治性青光眼（新生血管性青光眼、无晶状体眼或人工晶状体眼的青光眼、多次滤过性手术失败的原发性青光眼、葡萄膜炎性青光眼等）。

（五）粘弹剂小管切开术

是新的非穿透性小梁切除术之一，该手术无外部滤过，不进入前房，减少了感染发生及白内障进展，避免了低眼压和浅前房的风险，且手术成功与否不受结膜与巩膜瘢痕的影响，与小梁切除术相比有很多优点。适应证同非穿透性小梁切除术。

（六）睫状体破坏性手术

包括经巩膜睫状体光凝术或睫状体冷凝术，适用于各种难治性的绝对期或近绝对期青光眼，仍有剧烈疼痛者。

（七）发育性青光眼手术

发育性青光眼年龄在3岁以下的患儿首选小梁切开术或房角切开术，3 岁以上及所有伴角膜混浊影响前房角观察的病例也适合行小梁切开术。其特点是房水循环仍为生理性的外流途径，无滤过泡引流。

七、青光眼手术治疗后的护理及注意事项有哪些?

（一）用眼卫生

术后避免眼睛劳累，在阅读、看电视、用电脑半小时至 1 小时后，要起身远望 10 分钟，以缓解眼睛疲劳，防止眼压升高。加强用眼卫生。不长时间阅读或在暗处停留时间过久，室内光线要适宜，防止过强或过暗。平时可按照医嘱坚持按摩眼球（自眼球下部向上按摩），按摩时动作要轻，不可重压，每次 1～3 分钟，每日数次，同时要按医嘱定时点滴眼药水。

（二）饮食

青光眼患者在手术后，其饮食应该清淡，以新鲜蔬菜、豆制品、水果等为主，可适当进食肉类、蛋、牛奶等，但切忌大补，尤其是瘢痕体质的患者。忌烟酒，多吃些蔬菜水果，少吃辣椒、大蒜等刺激性食物，保持大便通畅。

（三）饮水

饮用液体的量要适当限制，平日注意少量多次饮水，不一次大量饮水或喝浓茶，以免影响正常眼压调节。忌咖啡、浓茶，因为咖啡、浓茶易引起眼压上升。

（四）睡眠

每天保持充足睡眠，可适当进行轻度运动。躺卧时避免偏向手术侧，睡眠时注意戴眼盾，防止压到手术眼。

（五）洗浴

手术后 2 周内禁止俯身洗头（而要改为仰头洗发），避免揉擦眼睛。淋浴、洗头时要防污水溅入眼内。

（六）定期复查

术后依医师指示定期复查，测量眼压及检查视野。一般 3 个月或半年进行一次详细的眼科检查，按时用药，防止复发。

（七）预防

若突发眼睛疼痛、畏光、流泪、视力减退、眼睛红肿，应立即请眼科专科医师诊疗。一只眼闭角型青光眼急性发作后，另一只眼有 70%发作的可能，所以最好做预防性激光治疗。

（八）避免引起眼压升高的活动

青光眼手术后 2 个月内，避免引起眼压升高的活动，如用力排便、劳力工作、举重物、咳嗽等。

第七章　青光眼的其他相关问题

一、青光眼会遗传吗?

青光眼与遗传因素有关，但确切的遗传方式尚不清楚。家族中有青光眼患者的人比正常人得青光眼的几率大，所以应该特别注重眼科检查，以便早期发现疾病。并且原发性青光眼是双眼性眼病，但双眼发病可有先后。因此，在一只眼得了青光眼后不可忽视另一只眼的眼压、视野变化，应定期检查，必要时应在专业医师的指导下进行预防性治疗。

二、什么是靶眼压?

靶眼压又称目标眼压，是采用各种方法，控制病理性高眼压，达到每个个体的目标眼压，目的是阻止和预防视神经损害，保护视功能，即视功能停止损害的最高眼压。我国原发性青光眼诊断和治疗专家共识（2014 年）提出降低眼压治疗时，应尽可能为患者设定个体化目标眼压。

目标眼压的设定是以基线眼压（新诊断的青光眼患者 3 次门诊眼压均值）为准，早期患者目标眼压设定为<18mmHg 或至少降低治疗前眼压的 20%；中期患者目标眼压设定为<15mmHg 或至少降低治疗前眼压的 30%；晚期患者目标眼压<12mmHg 或更低。目标眼压的设定除了考虑治疗前的基线眼压和青光眼严重程度分级外，还要考虑随访过程中青光眼进展的速度、患者年龄和预期寿命、患者的视觉要求、其他危险因素（包括青光眼家族史、中央角膜厚度、假性囊膜剥脱综合征、糖尿病、视盘出血、眼部血流状况等）。

最初设定的目标眼压是个估计值，需要在以后随访过程中根据病情是否进展及进展速度的快慢，不断评估目标眼压，必要时需进行调整。如果经长时间的随访，视神经及视野情况均稳定，则可以维持目前的目标眼压或是稍微调高目标眼压。若已达到目标眼压但不能阻止视功能损害进展，应再降低目标眼压，目标眼压降低幅度应为目前平均眼压的 15%。

三、什么是高眼压症？

高眼压症患者的眼压超过正常水平，通常为 21～30mmHg，但长期随访并不出现青光眼性视神经和视野损害，前房角正常开放。这其中包括两种情况：一是原发性开角型青光眼眼压升高，但尚未出现视神经损害；二是眼压高于统计学正常范围的正常人，因为我们所说的正常眼压是一个统计学上的可信区间，也就是说有些正常人就存在眼压高的情况。

四、哪些高眼压症的患者容易发展成青光眼？

高眼压症发展为原发性开角型青光眼的比率为 5%～10%，高眼压症发展为青光眼的危险因素包括角膜较薄、高龄、眼压较高，超过 30mmHg（也有医师认为超过 25～27mmHg）、视乳头 C/D 大、视野的模式标准差（pattern standard deviation，PSD）大。对有这些危险因素的患者，应积极采用药物降低眼压，因为眼压下降 20%或≤24mmHg，发展成青光眼的危险性可下降至 5%，相当于下降了一半。

五、什么是正常眼压性青光眼？

正常眼压性青光眼的诊断标准是 24 小时测量眼压从未超过 21mmHg，即眼压正常，却出现青光眼性视神经损害和视野缺损，前房角正常开放，同时排除其他因素如颅内病变、缺血疾病等。

可能的原因是视神经损害阈值降低，即眼压的耐受压降低，视网膜、脉络膜血管自身调节异常。治疗同原发性开角型青光眼，需降低眼压和保护视神经。

六、如何防止青光眼发作或日常生活中需要注意什么？

原发性闭角型青光眼急性发作与一些诱因有关，如散大瞳孔、情绪波动、过度疲劳、睡眠不好、季节更替等都可能引起青光眼发作。在日常生活中，要培养广泛的兴趣爱好，树立乐观的生活态度，心胸开阔、豁达，按照医师的指导用药，定期做检查，不要总想着病，以免越想越烦，反而加重病情。并且尽可能避免一些不愉快的事件，防止急性发作。

1. 注意休息和睡眠，保持心情舒畅、情绪稳定，避免精神紧张和过度兴奋，起居要有规律。

2. 在温暖晴朗的天气下适度参加户外运动，运动要轻柔、有节奏，避免对抗性强、精神高度紧张、快节奏的运动。

3. 不要在黑暗处久留，也不要戴太阳镜外出，避免在黑暗的环境下看电影和看电视。

4. 阅读或从事近距离工作者，光线要充足，时间一般不要超过 30～40 分钟，间隔时宜看远处解除视疲劳。

5. 不要暴饮暴食，每次饮水量不能超过 400 毫升。含酒精浓度高的饮料要加以限制，低浓度的可以适量饮用。多食蔬菜，增加纤维素，保持大便通畅，并注意补充蛋白质。

6. 就医时告知医师青光眼病史，输液量不要太多，尽量减慢输液速度。平时用药要在专业医师的指导下进行，详细阅读药品说明书，注意有无青光眼禁忌，必需使用扩张血管和阿托品类药物时要进行预防青光眼的治疗。

7. 关注天气预报，强冷空气来临时尽量不外出。

青光眼患者常发生于老年人，同时伴有一些全身病，如高血压、糖尿病、哮喘、心脏病、消化道出血等。这时，青光眼与同时合并的全身病在治疗上有时存在矛盾，但因为这些全身病多较危重，此时它们与青光眼相比更重要，所以首先以全身病为主，同时也应尽可能抢救青光眼，挽救视功能。在治疗全身病，保证生命没有危险的同时应注意，尽量少输液，进入体内的液体量不要过多，尽量少用血管扩张药，避免短时间内大量饮水，以尽可能保持眼压正常，保护视功能。

七、如何正确点眼药水？

1. 清洁双手。

2. 患者仰卧位或坐位头向后仰，眼睛睁开向上看。

3. 眼药瓶口与眼睑和睫毛相距 2～3cm，轻轻扒开下睑，将 1～2 滴药液点在下穹窿结膜囊内，轻轻闭眼并压迫泪囊区 3～5 分钟。

4. 不宜直接滴在角膜上。

5. 混悬液用前先摇匀。

6. 两种以上滴眼液同时应用，应间隔 5～10 分钟以上。

7. 滴眼液与眼药膏同时使用，先用滴眼液，再用眼药膏。

附　　录

我国原发性青光眼诊断和治疗专家共识（2014 年）

中华医学会眼科学分会青光眼学组

为了进一步规范青光眼的诊断和治疗，美国、欧洲和亚太地区眼科学会相继制定了各自地区的青光眼临床工作指南。多年来我国一直沿用 1987 年制定的《原发性青光眼早期诊断的初步建议》，该建议为提高我国青光眼防治水平发挥了重要作用。2005 年中华医学会眼科学分会青光眼学组以美国青光眼建议工作模式（preferred practice pattern，PPP）（2005）为基础，结合我国青光眼临床工作特点，制定了《中国青光眼工作指南（2005）》。然而经过两年的临床实践，广大眼科专家认为该指南较为繁琐，临床应用针对性不足，因此中华医学会眼科学分会青光眼学组于 2008 年重新讨论并制定了《我国原发性青光眼诊断和治疗专家共识（2008）》，为我国原发性青光眼的临床诊断与治疗提供了更为全面、简洁的工作指导。近年来青光眼的诊断和治疗技术发展迅速，新的诊断手段和治疗方法不断应用于临床，因此规范我国青光眼的临床诊断和治疗工作显得尤为重要。中华医学会眼科学分会青光眼学组于 2013 年在广西省桂林市和广东市清远市召开学组全体委员工作会议，通过开放、自由、民主的讨论，以眼科循证医学为基础，对我国原发性青光眼的基本检查和诊断方法以及治疗原则达成共识性意见，以供临床医师在对青光眼进行诊断和治疗时参考使用。

一、青光眼的基本检查和诊断方法

1. 眼压检查　在现有的各种眼压计及其测量方法的基础上，建议使用 Goldmann 压平眼压计或被公认的类似眼压计进行眼压测量。测量时应记录测量前使用降低眼压药物的情况。眼压异常时应除外影响眼压的其他因素。

2. 眼底检查　在使用直接眼底镜检查的基础上，建议采用裂隙灯前置镜检查法和眼底图像记录技术进行眼底检查，以观察并记录眼底变化。应重点观察并记录视盘的盘沿、视网膜神经纤维层及杯盘比的改变，视盘检查可采取国际公认的 ISNT 法则或我国首先提出的鼻侧最宽原则。

3. 视野检查 在现有的各种视野检查方法的基础上，建议使用国际标准的计算机自动视野计进行视野检查，在分析视野检查结果时应注意其一致性和可靠性。

4. 前房角检查 先进行静态观察，在不改变前房角解剖状态的条件下区分房角宽窄，并采用Scheie分类法进行分级。后进行动态观察，确定房角开放、关闭和周边前粘连的程度和范围。记录房角检查结果时应注明动态与静态，建议按时钟方位对房角全周进行文字和画图描述，并记录虹膜周边部的形态（膨隆或后凹）和小梁网的色素分级，同时应记录检查时的眼压及用药情况。

二、原发性开角型青光眼的诊断

1. 定义 原发性开角型青光眼是一种慢性、进行性的视神经病变，病理性高眼压是造成视神经损伤的重要因素之一。原发性开角型青光眼的特征是获得性的视神经萎缩与视网膜神经节细胞及其轴突丢失，且无其他可能引起上述病变的眼部及全身疾患，眼压升高时房角始终保持开放。

2. 分类

（1）高眼压型：病理性高眼压［一般认为24

h 眼压峰值超过 21 mmHg（1 mmHg = 0.133 kPa）]，眼底有青光眼的特征性损害（视网膜神经纤维层缺损或视盘形态改变）和（或）视野出现青光眼性损害，房角开放，并排除引起眼压升高的其他因素，诊断为原发性开角型青光眼。

（2）正常眼压型：24 h 眼压峰值不超过正常值上限（眼压≤21 mmHg），眼底有青光眼的特征性损害（视网膜神经纤维层缺损或视盘改变）和（或）视野出现青光眼性损害，房角开放，并排除其他疾病引起的眼底及视野变化，诊断为正常眼压型青光眼。

（3）高眼压症：眼压多次测量超过正常上限，但未发现青光眼性视网膜神经纤维层缺损和（或）视野的损害，房角为宽角，并排除了继发性青光眼或较厚角膜、检测技术等其他因素导致的假性高眼压，可诊断为高眼压症，但要定期随访眼底视盘、视网膜神经纤维层厚度和视野。眼压＞25mmHg 且中央角膜厚度≤555 μm 者具有较高的危险性，建议给予降眼压治疗。

三、原发性闭角型青光眼的诊断

1. 定义　原发性房角关闭所导致的急性或

慢性眼压升高，伴有或不伴有青光眼性视盘改变和视野损害。根据临床表现可将原发性闭角型青光眼分为急性和慢性两种类型。

2. 筛查 建议针对高龄、具有浅前房、窄房角解剖特征的人群进行以医院为基础的机会性筛查。前期文献已证实房角镜检查和 UBM 检查的一致性在 80%～90%以上，因此这两种方法均可用于闭角型青光眼的筛查，建议优先考虑用房角镜，有条件的医院建议用房角镜联合 UBM 检查。

3. 分期 原发性急性闭角型青光眼按传统的分类方法分为临床前期、先兆期、急性期、缓解期、慢性期。原发性慢性闭角型青光眼分为早期、进展期和晚期。完全失明的患眼为绝对期。

4. 激发试验 对闭角型青光眼患者采用改良的激发试验，即监测短期房角闭合状态（采用明暗光 UBM 或 3 min 暗适应对房角进行评估），随后以 1 h 的暗室试验判断眼压水平。改良后的闭角型青光眼激发试验以房角关闭及眼压升高两项指标为判断标准，从而决定是否对闭角型青光眼的高危眼进行及时处理。激发试验阳性可作为诊断依据，激发试验阴性不能排除原发性闭角型青光眼。

建议采用 ISGEO 分类、按房角关闭机制分类和临床症状学分类 3 种分类方法相结合的原则指导临床或相关研究。

四、原发性开角型青光眼的治疗原则

1. 根据患者的眼压、视野和眼底损害程度，结合医院的条件和医师的经验，可选择药物、激光和滤过性手术给予降低眼压治疗。

2. 降低眼压治疗时，应尽可能为患者设定个体化目标眼压。

3. 可应用的局部降眼压药物制剂：建议前列腺素类衍生物可作为原发性开角型青光眼（primary open angle glaucoma，POAG）一线用药。①前列腺素类衍生物；②β-肾上腺素能受体阻滞剂；③α_2-肾上腺素能受体激动剂；④局部碳酸酐酶抑制剂；⑤拟胆碱能类药物。根据患者目标眼压的需要，选择单一或者联合药物治疗。单独用药不能达到目标眼压，可联合不同作用机制的药物治疗。

4. 激光治疗：选择性激光小梁成形术可作为部分开角型青光眼患者的首选治疗。

5. 手术治疗：①对药物或激光治疗不能控制病情进展、或不能耐受药物治疗的患者，应考虑滤过性手术治疗。手术方式包括小梁切除术、非穿透性小梁切除术、青光眼引流装置置入术、睫状体光凝术等。手术方式的选择应基于患者年龄、疾病程度、药物治疗反应等因素综合考虑以获得最大的益处。②根据患者年龄、眼部情况，术中、术后选择应用抗代谢药物（如丝裂霉素 C、5-氟尿嘧啶）可减少滤过手术失败风险。③青光眼引流装置置入术适用于滤过性手术失败和（或）药物治疗无效的青光眼。④睫状体光凝术是治疗各种难治性青光眼的安全而有效的手术方法之一。

6. 视神经保护治疗也应引起关注。

五、原发性闭角型青光眼的手术治疗原则

1. 周边虹膜切除术的手术适应证：急性或慢性前房角关闭、前房角粘连闭合范围累计＜180°、无视盘改变和视野损害者，可选择激光或手术方式行周边虹膜切开或切除术。

2. 滤过性手术的适应证：急性或慢性前房角关闭、前房角粘连闭合范围＞180°、药物无法控制的眼压或视神经损伤较重者，应选择滤过性手

术，推荐复合式小梁切除术。

3. 对于房角关闭＞180°但仍有部分开放区，眼压升高，行滤过手术具有严重并发症风险的患者，可采取激光周边虹膜切开术；术后眼压仍高的患者可采用药物治疗。

4. 急性前房角关闭发作时，应给予局部和全身降眼压药物治疗，迅速降低眼压。若眼压无法控制或无下降趋势，可在手术前急诊进行前房穿刺术以降低眼压，或者在手术中采取必要的降低眼压措施。

5. 原发性急性或慢性闭角型青光眼尚无任何青光眼体征的对侧眼，存在前房角关闭的可能时，应采用激光或手术方式行预防性周边虹膜切开或切除术。如存在非瞳孔阻滞因素，可进行激光周边虹膜成形术。

6. 滤过性手术联合白内障手术的手术指征：符合滤过性手术指征的白内障患者，白内障手术指征参照白内障手术适应证。

7. 单纯白内障手术的指征：符合白内障手术指征又需要做虹膜周边切除术的青光眼患者可采用单纯白内障摘除术来治疗。